ENDOMÉTRIOSE

Couverture : Shutterstock/Studio City

ISBN : 979-10-393-0025-4

Collection dirigée par Christian English & Frédéric Thibaud
Catalogues et manuscrits : editions-devinci.fr

Dépôt légal : Mai 2021

ENDOMÉTRIOSE

SANDY RAMBAUD

éditions
DE VINCI

Sommaire

III. Les médecines alternatives : témoignages de professionnels

Préface

La malade imaginaire ou… combien de Sandy ?

On leur a pourtant répété bien des fois que cela n'existait pas, que c'était dans leur tête. Les « malades imaginaires » ont bien failli y croire, certaines se sont même laissées convaincre, et ironie du sort, ce sont bien leurs têtes, semble-t-il pas si mal faites d'ailleurs, qui leur auront permis de faire sortir la maladie de l'ombre.

La maladie imaginaire est alors promptement passée au rang de « maladie à la mode », la malade imaginaire serait-elle devenue glamour, icône du pathos ?

Ou est-ce simplement un nouvel aveu de notre incapacité, parfois, à savoir dépister, traiter ou accompagner comme il se devrait ces femmes, victimes d'une maladie qui revêt parfois la terrible forme d'un bourreau, d'un tortionnaire revenant jour après jour, semaine après semaine, cycle après cycle, et qui peut transformer la vie de millions de femmes dans le monde en cauchemar, incessamment répété, renouvelé, comme une condamnation à la souffrance, à vie, par ce qui fit d'elle une femme, la plaçant sur ce qui devrait être un piédestal et se transformera pour elle, progressivement, en abîme ?

Cette maladie nous dépasse souvent, nous émeut parfois, et quoi qu'il en soit, elle aura, tardivement cependant, fait couler beaucoup d'encre.

Après des années de doute et d'errance sur la véracité de ces témoignages de la douleur des femmes, nous découvrons enfin l'endométriose !

Mais combien de Sandy sont déjà venues et viendront encore nous raconter ces douleurs insoutenables, semaine après semaine, de Charybde en Scylla, qui incisent leur chair, comme un rasoir sur la peau et leur vie, comme une horloge cassée, succession de parenthèses de douleurs, solitaires, parfois cloîtrées chez elles, au plus profond de la chair meurtrie, blessée physiquement, puis moralement ?

Combien de Sandy devrons-nous recevoir encore ?

Ce livre est le témoignage d'une femme, pourtant si normale, aspirant seulement au droit d'être heureuse, au bonheur, celui de vivre d'abord, de ne plus avoir mal... pleinement.

Alors, racontez-nous, Sandy, pour vous, pour les autres et pour nous, surtout, ce qu'est cette terrible maladie, comment vous avez pu devenir si forte, comment vous et des millions d'autres femmes avez appris à la combattre, à la maîtriser, faisant preuve d'un courage que seule l'une de vous peut revendiquer ainsi, et pour que plus jamais on n'entende :

Préface

— La douleur, c'est normal… il faudra s'habituer…

— Mais dites-moi « jusqu'à combien » c'est normal d'avoir mal, docteur ?

Dr Sylvain Tassy, gynécologue-obstétricien

Note de l'auteure

En tant qu'*endogirl*, je souhaite apporter ma pierre à l'édifice en participant à la lutte contre l'endométriose. Témoigner de mon vécu est une bonne façon pour moi de m'exprimer sur ce sujet. J'ose espérer que plus on témoignera sur cette maladie, plus l'État se penchera sur ce véritable fléau et les impacts qu'il peut engendrer au quotidien dans différents domaines de la vie (côté relationnel, vie de couple, aspect financier…).

Une à deux femmes sur dix sont atteintes d'endométriose ; votre femme, votre amie, votre sœur, votre cousine, votre collègue, votre voisine… Toutes les femmes autour de vous, et même celles que vous croisez dans la rue, peuvent être concernées, il faut parler haut et fort de cette maladie qui gâche la vie de millions de femmes.

Il faut que l'État se réveille, accepte d'ouvrir les yeux : nous sommes en 2021, l'endométriose a été découverte en 1860, il y a 161 ans.

Ce livre est pour vous, les *endogirls*[1] ; j'espère que mon témoignage vous permettra de vous sentir moins seules face à vos combats.

Il est destiné également à vos familles, vos amis, et même vos compagnons, car notre entourage ne comprend pas toujours ce que nous subissons au quotidien.

Enfin, je l'écris pour toutes les personnes qui ne connaissent pas l'endométriose et qui veulent savoir ce qu'est cette maladie, des millions de femmes en sont atteintes dans le monde entier, aucun pays n'est épargné. Raconter mon parcours est une sorte de thérapie, car j'extériorise mes émotions... Poser des mots sur des maux enlève un poids énorme.

Avant de vous expliquer mon parcours, je tiens à souligner que ce livre ne parle que de mon histoire. Toutes les *endogirls* n'ont pas un parcours similaire, tout va dépendre des atteintes de chacune, du retard de diagnostic ou non, de l'âge, d'un désir de grossesse ou pas...

Tout au long de cet ouvrage, je vous parlerai sans tabou de tous les sujets parfois délicats que j'ai pu rencontrer à cause de ma maladie. Ne soyez pas surpris. Il ne sert à rien d'enjoliver la vérité, il faut que les choses soient dites comme elles sont vécues. Étant une personne franche et entière, je veux que vous perceviez clairement ce que j'ai vécu et ce que je vis toujours au quotidien.

D'ailleurs, sans périphrase ni fausse pudeur, les règles seront évoquées simplement. Ce mot n'est pas honteux ni tabou, il est le terme exact qui marque la fin du cycle d'une femme en âge de procréer.

1. Une *endogirl* est une femme atteinte d'endométriose.

J'ai souhaité également faire intervenir des professionnels de médecine générale, mais aussi de médecines alternatives, afin de pouvoir aider les *endogirls* dans leur quotidien avec l'endométriose et maximiser leurs chances de devenir mamans…

Bonne lecture.

Sandy

I

DIAGNOSTIC & CONSÉQUENCES

1

Premières règles, premières souffrances

Comme ma mère m'avait eue jeune (à 17 ans) et qu'elle avait souffert de ne pas avoir évoqué avec ses propres parents la sexualité, sujet tabou dans la famille, elle tint à ce que je sache exactement de quoi il retournait. Elle me parla des règles, elle m'expliqua tout ce que j'avais à savoir pour ne pas être déstabilisée. Ces informations étaient essentielles pour moi, qui voulais à tout prix grandir. J'avais hâte d'être réglée. Les règles étaient synonymes de liberté, de féminité.

À l'âge de dix ans, mes règles apparurent pour la première fois. Je me rappelle ce jour-là, je sentais que mon corps se transformait. Désormais, je n'étais plus une petite fille, mais une jeune femme, et mon corps me le faisait savoir.

J'étais en vacances d'été chez mes grands-parents. Je prévins ma mère par téléphone, mais comme j'étais déjà très mature pour mon âge, elle ne fut pas tellement surprise que je sois déjà réglée. Elle aussi avait eu ses règles tôt, à onze ans.

Mes premières règles durèrent deux semaines et demie et furent très douloureuses dès le départ. Les cycles suivants ressemblèrent aux précédents, avec les mêmes symptômes. J'avais des hémorragies avec des caillots de sang. Je devais mettre deux grosses serviettes hygiéniques dans ma culotte et les changer toutes les heures ; mais ce n'était pas suffisant et cela débordait toujours, le sang était tellement liquide. Je vous laisse imaginer l'angoisse que j'avais lorsque je devais aller à l'école, puis plus tard, au travail.

D'ailleurs, je questionnais toujours ma meilleure amie en lui demandant si elle ne voyait rien, parce que j'avais toujours peur que le sang traverse mes vêtements. Cela arriva d'ailleurs plusieurs fois, et heureusement, les taches se trouvaient généralement à l'entrejambe et étaient invisibles pour les autres. Je m'habillais en fonction de mes protections hygiéniques, car, bien sûr, elles étaient encombrantes et je ne voulais pas que mes camarades voient que j'avais deux énormes protections. Quand j'étais seule, avant de partir à l'école, je vérifiais plusieurs fois devant le miroir que rien ne paraisse.

Ma meilleure amie savait que j'avais des règles hémorragiques et très douloureuses, mais son caractère réservé la retint toujours de dire ce qu'elle vivait, si bien que je pensais qu'elle aussi devait terriblement souffrir.

Me laver était également compliqué. L'eau chaude est censée soulager les douleurs ; moi qui aime tant les bains chauds, je tentai une fois, mais pas deux : je me retrouvai rapidement dans un bain de sang. Pour la douche, c'était pareil. L'eau transparente se teintait vite de rouge. J'avais beau essayer de contracter les muscles pour éviter que cela coule, j'avais beau serrer mes jambes en m'asseyant, en vain. Imaginez du sang liquide qui coule en permanence ; c'est angoissant et épuisant. J'avais tout le temps envie de mettre un bouchon pour que cela s'arrête. Bien sûr, c'était impossible. Il fallait alors que je m'organise : j'avais préparé, avant ma douche, une serviette de bain qui protégeait le sol ; mes serviettes hygiéniques étaient prêtes à être enfilées, pour que je ne me retrouve pas couverte de sang.

Mes nuits étaient agitées et très courtes. Chaque soir, avant de dormir, je positionnais deux serviettes de bain sur le matelas pour éviter de tacher les draps ; en vain. À chacun de mes réveils pour changer mes protections, je constatais que mes draps étaient souillés.

Bien sûr, toujours, je ressentais d'affreuses souffrances, des douleurs qui me déchiraient les entrailles et m'empêchaient de dormir.

Toutes ces hémorragies me provoquaient de l'anémie, ce qui m'affaiblissait énormément. J'avais des crampes abdominales, comme si l'on me plantait des coups de couteau. Ces douleurs me pliaient en deux, et pendant cette période, mon ventre était énorme, ballonné et gonflé comme celui d'une femme enceinte. D'ailleurs, combien d'entre vous s'entendirent dire, un jour : « Tu es à combien de mois de grossesse ? »

Sans oublier le ventre brûlant quand je posais la main dessus, comme si un volcan à l'intérieur de moi entrait en éruption ; sans compter les lombalgies, les sciatiques, les contractions vaginales, les cruralgies, car j'avais mal jusque dans le mollet, les maux de tête, les nausées, les bouffées de chaleur, les douleurs aux ovaires… Toutes ces douleurs me faisaient souffrir le martyre chaque jour, provoquant une perte d'appétit.

Le passage aux toilettes était un calvaire. J'avais des douleurs à l'anus, accompagnées de rectorragies, des saignements dans les selles. Si je devais les décrire, ce sont des douleurs lancinantes, comme un objet pointu – type compas – qu'on plantait en moi. Ces douleurs étaient au départ présentes uniquement quand j'allais à la selle, mais rapidement, je les ai ressenties tout le temps, même assise ou debout. Insupportables, elles finissaient par me faire pleurer, crier. Mon transit était également chamboulé, car j'alternais entre constipation et diarrhée. J'avais également du sang dans les urines.

Je devais adapter au maximum mon emploi du temps à mes cycles menstruels, ne prévoir aucune sortie, car je n'étais pas en état de faire quoi que ce soit ni de voir du monde.

Dans ma vie quotidienne, cela se répercuta au départ sur ma scolarité : j'étais souvent absente en raison de l'impossibilité de pouvoir marcher ou rester debout. Ma mère me dispensait de sport pendant mes règles.

À 14 ans, je décidai de prendre la pilule. Je n'avais pas de petit ami à ce moment-là, et toutes mes histoires de cœur s'étaient toujours limitées à de simples flirts, car j'étais encore trop jeune. Je voulais cependant être prévoyante, pour le jour où je serais prête à franchir le cap avec un garçon. Je ne voulais prendre aucun risque de tomber enceinte à mon jeune âge. Mon bébé, je l'aurais dans les meilleures conditions, à l'âge adulte.

J'en informai ma mère, qui prit rendez-vous chez un gynécologue homme. J'étais anxieuse le jour du rendez-vous. Il me demanda comment se passaient mes règles. Je lui racontais alors mes douleurs menstruelles. Il ne semblait pas inquiet et me prescrivit des anti-inflammatoires, puis me répondit que la pilule allait régler tous mes problèmes.

Quand elles se manifestèrent le mois suivant, la seule différence évidente fut la durée : elles étaient maintenant de dix jours, contre deux semaines et demie auparavant. La souffrance était toujours la même.

Je pris donc les médicaments prescrits, mais je dus les stopper rapidement, car quelques jours après le début du traitement, je me réveillai avec une bouche boursouflée, mes lèvres avaient triplé de volume, toute ma bouche était couverte d'aphtes, brûlée et irritée. J'étais allergique à ces comprimés. Par la suite, on me proposa de changer de pilule, mais celle-ci n'apportant aucune amélioration et n'étant pas remboursée, je revins sur la précédente.

Durant toutes les années qui suivirent, j'allai au moins une fois par an chez le gynécologue pour un suivi régulier. J'eus plusieurs gynécologues en raison de plusieurs déménagements. À chacun, je racontai ce que je vivais. Mais pour eux, rien n'était anormal et les examens ne révélaient rien de particulier. Une fois, cependant, ce fut d'ailleurs la seule fois, en 2012, une gynécologue à qui je parlais encore de mes douleurs me fit prescrire une échographie endovaginale. Mais sa consœur nota sur le compte-rendu que tout était normal, alors rien ne fut fait.

Je travaillai pendant quelques années dans la vente, et lorsque j'avais mes règles, je me levais au dernier moment pour aller travailler. Les minutes me semblaient durer des heures ; je me forçais à tenir debout, tandis que l'intérieur de mon corps était un vrai champ de bataille.

Je continuais à me dire que finalement, cela devait être normal de souffrir ainsi pendant les règles, toutes les femmes devaient subir la même chose, les règles, c'était ça : quelque chose d'affreux pour lequel il fallait serrer les dents patiemment chaque mois.

Je continuais ma plaquette de pilules pendant les vacances, surtout en été. J'avais expliqué à mes gynécologues ce que je vivais et comment je comptais éviter ces règles envahissantes et douloureuses pendant mes congés, avec mes règles hémorragiques et mes douleurs, me mettre en maillot de bain pour me baigner aurait été impossible ; tout comme me prélasser au soleil.

Les gynécologues m'avaient confirmé que je pouvais enchaîner les plaquettes de pilules sans aucun souci ; d'ailleurs, les nageuses professionnelles le faisaient régulièrement. Il n'y aurait aucune incidence.

Ma mère se rendait bien compte de ma souffrance, elle me voyait chaque mois au plus bas, m'entendait pleurer et crier quand j'allais aux toilettes, m'aidait à changer les draps tachés de sang chaque matin. Elle faisait plusieurs machines, entre les draps, les pyjamas, les serviettes de bain et les vêtements, quand le sang avait débordé dessus. Moi, je m'occupais de laver mes culottes à la main, tout en cherchant à comprendre comment mes règles avaient encore pu traverser, malgré deux grosses serviettes hygiéniques. Peut-être était-ce de ma faute, peut-être ne les avais-je pas bien positionnées ? Je me remettais souvent en question.

Je me sentais terriblement seule, perdue avec mes symptômes. Toutes ces souffrances me fatiguaient psychologiquement et nerveusement. Je rêvais de m’endormir et de ne me réveiller qu’une fois mon cycle achevé. Je ne vous parle pas, bien sûr, de douleurs qui disparaissent avec du paracétamol. Non. Ce sont des douleurs qui vous prennent au plus profond de vos entrailles, qui vous prennent jour et nuit, qui vous font hurler et qu’aucune position ne peut soulager, comme si un monstre avait pris possession de mon corps et le transperçait à tous les niveaux. J’avais envie qu’on m’ouvre le ventre pour ne plus souffrir.

Hormis ma mère, je crois que personne n’était vraiment conscient, dans mon entourage, de ce que je vivais, bien que je sois régulièrement allongée pendant les réunions de famille ou absente pendant les repas familiaux, car ma mère n’en parlait pas autour d’elle. Récemment d’ailleurs, une grande tante regarda l’émission de TV Vendée dans laquelle j’étais invitée pour témoigner de mes douleurs ; elle pleura et ne comprenait pas pourquoi personne dans la famille n’était au courant de ce que je vivais depuis des années.

Je sais pertinemment que si j’avais souffert pour d’autres raisons, tout le monde aurait été au courant. Mais dans notre société, les règles ont toujours été un sujet tabou[1]. La preuve : dans les publicités pour les protections hygiéniques, les règles sont toujours représentées en bleu.

1. Voir chapitre suivant : le tabou des règles.

Une marque de protections hygiéniques a cependant fait plusieurs pas en avant en 2018 sur Internet, puis en 2019 à la télévision, en créant des campagnes publicitaires avec, cette fois-ci, du sang rouge. Étonnamment, la publicité diffusée à la télévision fit polémique et débat durant plusieurs semaines, de nombreuses personnes furent choquées.

Ce qui m'énerva le plus était de constater que beaucoup d'entre elles étaient des femmes. Si, en 2020, les femmes sont choquées de voir leur anatomie et du sang ROUGE à la télévision, c'est qu'il y a un réel problème et surtout une grosse hypocrisie chez la plupart d'entre elles : dans notre société, cela ne choque personne de voir partout dans les publicités des fesses, des seins… que ce soit dans les films, les télé-réalités, à la plage… Tout cela ne choque personne, ce qui n'est pas le cas du sang rouge avec l'anatomie d'une femme. Allez comprendre pourquoi !

Le tabou n'est pas encore levé en France. Pourtant, avoir ses règles est naturel, personne ne devrait avoir honte d'en parler, d'aller dans le rayon des protections, de passer en caisse avec celles-ci ; aucun homme ne devrait avoir honte non plus d'aller chercher pour sa compagne des protections, car avoir ses règles est tout simplement NORMAL !

Symptômes qui doivent impérativement vous alerter et vous faire consulter un spécialiste :

- ★ règles hémorragiques ;
- ★ règles extrêmement douloureuses et invalidantes ;
- ★ troubles digestifs (diarrhée, constipation, nausées…) ;
- ★ troubles urinaires (brûlure urinaire, sang dans les urines) ;
- ★ fatigue chronique ;
- ★ douleurs pelviennes (ballonnements…) ;
- ★ crampes menstruelles intenses ;
- ★ douleurs lombaires (lombalgie, sciatique, cruralgie) ;
- ★ douleur lors de la défécation ;
- ★ saignements en dehors des règles ;
- ★ rectorragie ;
- ★ cycles mensuels irréguliers ;
- ★ rapports sexuels douloureux.

2

Le tabou des règles

Selon un article du *Huffington Post*[1], les règles sont un sujet tabou dans le monde entier.

Faisons un petit tour du monde pour avoir une vision plus claire de ce qu'il se passe.

En Asie :

Dans certaines parties du Japon, les femmes n'ont pas le droit d'exercer des métiers traditionnellement masculins, comme celui de chef sushi, parce que leur cycle menstruel déréglerait leurs papilles gustatives.

Au Népal, où dans certains villages ruraux, la tradition chaupadi persiste, les femmes qui ont leurs règles doivent rester cloîtrées pendant une semaine, généralement dans une cabane, isolées du monde extérieur et sans réel abri contre les éléments et les maladies potentiellement mortelles.

Dans certaines régions de l'Inde, on interdit aux femmes et aux jeunes filles de toucher ou cuisiner les aliments, car

1. https://www.huffingtonpost.fr/2015/07/26/problemes-regles-femmes-monde-entier_n_7810558.html

leurs règles peuvent les « contaminer ». Un éditorial paru dans le *New York Times* précise que le folklore a persuadé certaines Indiennes que toucher un cornichon pendant leurs règles le rendait automatiquement impropre à la consommation.

En Afrique :

Les règles doivent rester « secrètes » au Malawi. Selon l'Unicef, la honte qui entoure les règles est si répandue dans le pays que ni les parents ni les professeurs n'en parlent à leurs filles. Elles tirent donc les rares informations dont elles disposent de leurs tantes, qui leur apprennent à fabriquer des serviettes hygiéniques avec de vieux vêtements et leur interdisent de parler aux garçons quand elles ont leurs règles.

Selon l'UNICEF, une femme africaine sur dix ne va pas à l'école au moment de ses règles. Cela entraîne un important décrochage scolaire pour les jeunes femmes.

Au Ghana, par exemple, les filles manquent plus de cinq journées de cours par mois, à cause des équipements sanitaires insuffisants.

En Sierra Leone, même quand elles vont à l'école, les filles indisposées s'asseyent au fond de la classe par crainte d'émettre une odeur ou d'une fuite sur leurs vêtements, comme le révèle le site du « Menstrual Hygiene Day[1] ».

1. Journée internationale de l'hygiène menstruelle.

En Amérique du Sud :

En Bolivie, l'humiliation liée aux règles est encore très vive. Par conséquent, les jeunes filles sont vivement incitées par la société à ne pas jeter leurs serviettes dans la poubelle commune. Comme le rapporte l'Unicef, selon des croyances ancestrales, jeter une serviette usagée dans la poubelle pourrait entraîner des maladies, et même des cancers. Ainsi, même quand il existe une poubelle spécifique pour les protections périodiques, les filles gardent souvent leur serviette dans leur sac pendant les cours et attendent d'être rentrées chez elles pour s'en débarrasser.

Au Moyen-Orient :

En Afghanistan, selon une idée fausse très répandue qui leur est rabâchée depuis leur plus jeune âge, les femmes pensent qu'elles deviendront stériles si elles prennent des douches pendant leurs règles. Ce manque d'hygiène a de fortes conséquences sur leur estime d'elles-mêmes.

En Iran, l'Unicef met en lumière la preuve de la stigmatisation des règles et de la désinformation sur ce sujet : près de la moitié des écolières (48 %) pensent que les règles sont une maladie.

Quel que soit le pays du monde, il est grand temps de briser le tabou des règles, de faire évoluer les mentalités, il en va du bien-être et de la santé des femmes, car le silence peut masquer des pathologies graves, telles que l'endométriose, le cancer…

Comment briser le tabou des règles :

- En parler librement avec ses proches (famille, amis, conjoint).

3

Relations intimes

Plusieurs fois, j'enchaînai les plaquettes de pilules sans interruption pour ne pas avoir mes règles, pour ne pas avoir à inventer des excuses, car comme je vous l'ai expliqué précédemment, lorsque mes règles sont présentes, je ne peux rien faire ni voir qui que ce soit.

Je ne me sentais pas capable d'expliquer à mes petits amis que je n'étais pas disponible à cause de mes règles, alors à plusieurs reprises, je fis en sorte de ne pas les avoir. Certains d'entre eux m'ont même dit : « C'est bizarre. Cela fait plusieurs semaines que nous sommes ensemble et tu n'as toujours pas eu tes règles ! »

Derrière leurs propos se cachait surtout une réelle inquiétude, comme la peur d'une grossesse cachée. Alors pour les rassurer, encore une fois, j'inventais une excuse, prétextant des cycles irréguliers. Cela aurait été plus simple de dire la vérité, mais j'avais tellement honte ! Et ils ne m'auraient probablement pas prise au sérieux, comme tous les médecins à qui j'en avais parlé et qui minimisaient ma souffrance, affirmant qu'il s'agissait simplement de règles douloureuses.

Côté sexualité, tout se passait bien, j'avais une bonne libido, sans aucune douleur, à part les fois où j'eus des saignements importants lors des rapports, en dehors des règles.

Imaginez-vous que vous êtes depuis peu avec quelqu'un et que vous tachez ses draps de sang. Il vous demande si vous êtes toujours vierge ou si vous avez vos règles. Eh bien non, rien de tout ça. Je baissais la tête, gênée, sans savoir quoi répondre. Ce n'était ni l'un ni l'autre. Pour faire bonne figure, je changeais de conversation, comme si de rien n'était, et que tout était normal, alors qu'au fond de moi, j'avais uniquement envie de me cacher tellement j'avais honte de cette situation.

Comment en discuter avec votre compagnon :

- ★ Communiquez librement à ce sujet.
- ★ N'ayez aucune honte.
- ★ Ne cachez pas vos douleurs et vos périodes menstruelles.
- ★ Faites-lui confiance.

4

Ma vie de couple

Cela fonctionna, jusqu'au jour où il ne fut plus possible de cacher les règles, les hémorragies, les affreuses souffrances, car on emménageait sous le même toit. Je me rappelle ces mots, prononcés sur un ton moqueur par un de mes anciens petits amis : « Arrête de marcher comme une mémé, tu en fais trop. » Et moi, pliée en deux à nettoyer l'appartement, pendant que lui était avachi sur le canapé à regarder la télévision, ne daignant pas me donner un coup de main.

Un jour, nous étions invités à passer la journée avec des amis dans une base de loisirs aménagée avec plage artificielle. Je lui expliquai que cela me paraissait compliqué vu mes règles hémorragiques. J'eus, en retour, la réponse suivante : « Ce sont des règles, tu n'as qu'à mettre un tampon, comme la plupart des jeunes femmes actuelles. » Alors je culpabilisai et partis en acheter. J'en introduisis un, me faisant au passage atrocement mal. Lui se moqua et me dit d'arrêter mon cinéma. Je décidai de serrer les dents et de le garder toute la journée, et de continuer avec cette protection accompagnée d'une grosse serviette hygiénique, car le tampon ne suffisait pas.

Jérôme ne comprit pas non plus, au début de notre relation, ce qu'il m'arrivait. Ses anciennes petites amies ne s'étaient jamais plaintes pendant leurs règles. Pour lui, j'étais comme les autres filles, c'était normal de souffrir pendant les règles, c'était naturel. Il lui aura fallu plusieurs mois avant de réaliser qu'il y avait un véritable problème.

Conseils destinés aux compagnons :

- ★ Soyez à l'écoute.
- ★ Ne minimisez pas les douleurs de votre compagne.
- ★ Soutenez-la.
- ★ Communiquez, car le dialogue est primordial.

5

Devenir maman : un rêve

Nous étions en octobre 2014, j'avais 27 ans et Jérôme 28 ans. Après quelques mois de vie commune, en tant que femme, mon désir de devenir maman se fit sentir. Cette envie ne datait pas d'aujourd'hui, puisque je travaillais depuis dix ans auprès d'enfants. J'attendais uniquement que Jérôme me dise qu'il était prêt, et ce jour-là ne tarda pas à arriver, son envie de paternité prit rapidement le dessus. Le 29 octobre 2014, quelques semaines après son anniversaire, il m'annonça qu'il était prêt à franchir le cap.

À peine avions-nous pris la décision que j'avais déjà hâte que notre mini-nous soit dans mon ventre. En attendant, je m'égarais volontairement dans les rayons bébé et fondais devant la layette.

Je souriais lorsque j'apercevais une femme enceinte, car je me disais que d'ici peu de temps, mon tour viendrait aussi. J'étais sereine, car nous avions une bonne hygiène de vie tous les deux, et dans chacune de nos deux familles respectives, toutes les femmes avaient eu des enfants sans aucune difficulté. C'est pourquoi je m'étais imaginé que six à neuf mois plus tard, le temps que mon organisme élimine les hormones de la pilule, je serais enceinte. Pourtant…

J'en profitai pour changer de gynécologue, car celle que j'avais à l'époque ne me convenait pas, je la trouvais relativement froide. On m'en conseilla un qui était soi-disant super, doux pour les examens, qui n'avait jamais de retard lors des consultations et qui se trouvait proche de chez nous. Il me suivit sept mois consécutifs. Dès le premier mois d'arrêt de la pilule, des douleurs pendant l'ovulation se firent sentir. J'avais l'impression qu'on me plantait des aiguilles dans les ovaires, je ressentais une pesanteur au niveau du ventre et j'avais mal en bas du dos.

Le gynécologue me disait que ce n'était rien, seulement des kystes fonctionnels qui disparaissent la plupart du temps à l'arrivée des règles et qui pouvaient ou non revenir au cycle suivant.

Les kystes étaient parfois tellement gros qu'ils bloquaient mes intestins pendant plusieurs jours.

Un soir, en novembre 2014, soit environ un mois après l'arrêt de la pilule, je m'apprêtais à me coucher dans la souffrance, car mon ventre était très gonflé, il me faisait souffrir depuis plusieurs jours, j'avais mal à un ovaire avec un retard de règles depuis cinq jours. Jérôme, inquiet pour moi, décida de m'emmener aux urgences, quand je lui confiai que cela faisait quasiment deux semaines que je n'étais pas allée à la selle. Il faut dire que lorsque cela ne fait que quelques mois que l'on vient d'emménager avec son compagnon, ce ne sont pas forcément des choses dont on a envie de parler, il n'y a rien de glamour dans tout ça.

Aux urgences, j'expliquai la situation. Le personnel préleva mon sang pour analyse. Celle-ci ne révéla rien d'anormal. On regarda aussi mon taux de bêta-hCG pour voir si je n'étais pas enceinte. J'étais optimiste pourtant. Cela fut ma première déception, car le résultat était négatif. Pour finir, on me fit une radio car j'avais des douleurs abdominales du côté droit évoluant vers les lombaires ; il fut démontré que j'avais une « stase stercorale importante avec aérocolie », ce qui désignait en fait la stagnation importante de selles dans le gros intestin ; quant à l'aérocolie, c'est l'accumulation de gaz dans le côlon. Aujourd'hui, quand je regarde cette radio, je ne comprends toujours pas que l'on m'ait laissée sortir dans la foulée, en me prescrivant seulement un traitement laxatif et un antalgique, sachant que j'avais déjà testé des laxatifs durant ces derniers jours sans aucune amélioration.

Les jours suivants, je n'eus toujours pas mes règles, tandis que la constipation et mes douleurs à l'ovaire persistaient. J'allai voir mon gynécologue, qui constata que j'avais un kyste de quatre centimètres à l'ovaire, ce qui devait probablement bloquer mes règles. Il me prescrivit alors un progestatif sous forme de comprimés à prendre chaque jour pour les déclencher, ce qui fonctionna parfaitement, car trois jours après, mes règles arrivèrent, mon kyste disparut et mon transit redevint normal.

Au cycle suivant, mon ovulation fut normale, du moins je le pensais, car ce fut la seule fois où je vis de la glaire transparente. L'épisode du kyste devait être fini. Eh bien non ! Tous les cycles suivants allaient être synonymes de douleurs atroces d'ovulation.

Durant ces sept mois, ce fut toujours la même chose. J'appelais la secrétaire pour prendre rendez-vous avec le gynécologue. Elle me demandait toujours la raison et quand je lui expliquais, elle se permettait toujours de donner son point de vue sur mes douleurs : « Oh, mais ce n'est rien, ne vous inquiétez pas, il y a d'autres femmes comme vous ».

Puis elle me donnait un rendez-vous à force de me voir insister. Je me souviens qu'une fois, elle s'était permis de me dire, à la fin du rendez-vous, alors que j'étais en train de payer la consultation : « Alors ce n'était rien, vous voyez ! »

Maintenant, quand j'y pense, je regrette de ne pas l'avoir remise à sa place ! Comment peut-on se permettre de porter un jugement alors que l'on n'est pas soi-même médecin ?

Quant au gynécologue, il me recevait pendant 5-10 minutes, ne prenait pas le temps de m'écouter, me faisait rapidement un examen, constatait la présence de mes kystes, qui se trouvaient, selon mes cycles, sur l'un de mes ovaires ou sur les deux, et me répétait toujours la même phrase : « Pour ne plus souffrir, l'idéal serait que vous tombiez enceinte très rapidement ».

Seulement, les rapports étaient limités, car je souffrais terriblement. Cependant, un bébé n'arrive pas tout seul, alors malgré mes douleurs, nous essayions d'avoir des rapports lorsque j'étais censée ovuler, pour maximiser mes chances de tomber enceinte ; j'avais trouvé un site Internet qui permettait de connaître la période d'ovulation selon la date des dernières règles, afin de déterminer le moment propice pour concevoir. Dans l'idée, c'était bien, mais ce n'était que de la théorie et ne pouvait pas fonctionner avec moi, vu mes cycles irréguliers et les deux pathologies dont j'étais atteinte et qui me furent annoncées plusieurs mois après.

Vous allez rire, mais au bout de plusieurs mois sans résultats, je testai même de garder les jambes en l'air après les rapports pendant cinq minutes, car on m'avait dit que ça pouvait aider à la fécondation. J'avais l'air fine dans cette position ! Quand j'y repense, ça me fait sourire : s'il n'avait suffi que de cela, tout aurait été tellement plus simple !

Ce furent sept mois de déception, car mes règles arrivaient toujours en retard, après une période de nausées, de douleurs aux ovaires et de grande fatigue ; j'espérais toujours que ce soient les signes d'une grossesse. Malheureusement, je déchantais lors des fameuses prises de sang ou des tests de grossesse qui me ramenaient toujours à la réalité.

6

De retour aux urgences

En mai 2015, soit six mois après mon premier passage aux urgences, j'y retournai, car j'avais encore des soucis de transit associés à de fortes douleurs.

Je leur précisai que c'était la seconde fois que je venais aux urgences depuis l'arrêt de ma pilule six mois plus tôt, mais comme la première fois, mes douleurs ne furent pas prises en considération et l'on me fit comprendre que ce n'était pas grand-chose : une simple constipation…

Malgré tout, je leur demandai à consulter un gynécologue pour voir si ce n'était pas une fois de plus des kystes ovariens à l'origine de toutes mes douleurs.

La gynécologue de garde arriva, tout juste réveillée, et m'accueillit avec agacement dans la salle de consultation. Elle me demanda pourquoi je venais à cette heure-là consulter, car il était deux heures du matin. Je lui expliquai qu'ayant de fortes douleurs et étant dans l'incapacité d'aller à la selle depuis deux semaines, je me demandai si je n'avais pas un, voire plusieurs kystes aux ovaires qui bloquaient mes intestins.

Elle me répondit froidement qu'elle ne voyait pas le rapport et je dus lui expliquer que cela m'était déjà arrivé quelques mois plus tôt.

Elle finit par me faire un examen gynécologique en m'introduisant un spéculum avec brutalité, je sursautai de douleur et lui fis remarquer que ça me faisait mal. Malheureusement, elle ne me prit pas au sérieux et me répondit sur un ton arrogant et moqueur : « Ah bon ! Ça vous fait mal ? Ça, ça vous fait mal ? En tout cas, il n'y a rien du tout, aucun kyste, rien, tout va bien, rentrez chez vous. »

Puis après avoir écrit son compte-rendu, elle sortit avec empressement.

J'étais choquée par cette prise en charge, que ce soit psychologiquement, mais aussi physiquement. Comment peut-on faire un examen aussi brutalement ? C'était la première fois que j'étais victime de violences gynécologiques, pourtant, j'avais eu plusieurs gynécologues durant toutes ces années.

Jérôme, qui m'attendait dans la salle d'attente, comprit que quelque chose n'allait pas quand il me vit arriver. Je lui expliquai le déroulement de la consultation…

Il interpella une infirmière en lui demandant où se trouvait la gynécologue de garde. Gentiment, l'infirmière nous demanda ce qu'il nous arrivait. J'étais encore choquée par ce qu'il venait de se passer et n'arrivais même pas à trouver mes mots, mon compagnon lui expliqua. La gynécologue était déjà loin dans les services, mais l'infirmière comprit notre désarroi…

Je fus victime de violences gynécologiques et je ne suis malheureusement pas la seule dans ce cas-là, mais depuis peu, la parole se libère et de plus en plus de femmes lèvent le tabou sur ces maltraitances.

Pour l'essayiste et médecin Martin Winckler, « un médecin respectueux peut parfois faire mal, mais d'abord, il évite de le faire, en rassurant ou en étant délicat, et ensuite, s'il fait mal, il présente des excuses, il ne dit pas "Vous êtes douillette !" ou "Ah, c'est votre faute, vous êtes trop tendue !" Ce n'est pas la douleur à elle seule qui marque la violence gynécologique, mais l'attitude du médecin quand il vous touche de manière brutale, irrespectueuse (même sans vous faire mal), ou vous adresse la parole de manière systématiquement désagréable, insultante, méprisante ou humiliante. »

Pour combattre ces violences, Martin Winckler préconise trois choses : « que les femmes ne se laissent plus faire, que tous les médecins reconnaissent que la "culture médicale" en France est brutale et violente, en particulier (mais pas seulement) envers les femmes, et que la formation médicale soit révisée de fond en comble. Les Anglais, les Hollandais, les Canadiens, les Scandinaves, les Américains l'ont fait. On ne parle pas aux femmes dans ces pays comme on le fait en France. Et le harcèlement sexuel, les paroles blessantes, les humiliations et les atteintes à la pudeur des patients sont sanctionnés. »

Je sortis de l'hôpital avec une ordonnance médicale similaire à la première fois, car d'après eux, tout cela n'était qu'une grosse constipation, sans aucun signe de gravité.

Deux jours plus tard, je me levai le matin prise de bouffées de chaleur et de vomissements répétés ; j'étais de plus en plus affaiblie. Mon compagnon quitta son travail avec précipitation pour venir à mon aide, il me ramena de nouveau aux urgences, et là, toujours le même discours : « Vous êtes seulement très constipée, ce n'est rien ! »

Pourquoi être allée aux urgences et pas chez mon médecin généraliste ? Car le cabinet médical de notre médecin est situé dans une autre commune, à 35 kilomètres de chez nous, et vu la pénurie de médecins dans notre département, il faut souvent attendre plusieurs jours, voire une semaine pour obtenir un rendez-vous.

Violences gynécologiques :

* Dénoncez et brisez le tabou des maltraitances physiques, psychologiques et sexuelles lors des accouchements ou des consultations médicales.
* Sensibilisez les praticiens à ce sujet.
* Remise en question générale de la part des gynécologues, des obstétriciens, mais aussi du gouvernement.

7

Du rêve au cauchemar

Entre mes crises de vomissements et mon importante constipation associée à toutes mes douleurs, je n'avais plus d'appétit, moi qui d'habitude suis très gourmande, plus rien ne me faisait envie…

En quelques semaines, je passai de 50 à 44 kilos, pour 1,57 m.

Je n'en pouvais plus, j'étais épuisée, et bébé ne montrait toujours pas le bout de son nez.

Devant l'incompréhension du corps médical et mon envie de trouver des réponses à mes douleurs, j'avais commencé depuis quelques jours à chercher des informations sur Internet. Sur un forum, je discutais avec des femmes qui avaient les mêmes douleurs que moi, elles étaient atteintes d'endométriose ; certes, la plupart de leurs symptômes étaient comparables aux miens, mais ce n'était pas possible… Si j'avais eu cette maladie, ça ferait longtemps que j'aurais été diagnostiquée, vu les différents gynécologues qui m'avaient examinée ces dernières années.

Je finis par demander à mon gynécologue, lors d'un énième rendez-vous, de me prescrire un bilan hormonal pour dépister un éventuel dérèglement ou une pathologie pouvant nuire à ma fertilité. Il refusa net en me disant que cela n'avait pas d'intérêt, car cela ne faisait pas encore un an que j'essayais d'avoir un enfant, il me fallait encore patienter.

Concernant mes douleurs de règles, je lui fis part de ma suspicion d'endométriose sans lui dire que ça faisait quelques jours que je m'étais renseignée sur Internet et que j'étais tombée sur le mot « Endométriose ». Il me répondit qu'il ne pensait pas que j'avais cette maladie, car d'après lui, et je le cite, « les douleurs d'endométriose sont des douleurs présentes en fin de règles, pas dès le début, comme moi. »

Devant mon insistance, il finit par me dire qu'il faudrait peut-être faire une cœlioscopie avec une de ses consœurs, mais pour lui, cela n'avait pas l'air urgent.

Encore une fois, je n'étais pas écoutée. Je n'avais plus confiance en lui.

Je sortis de son cabinet en étant persuadée que c'était la dernière fois que je le consultais.

Je décidai de prendre rendez-vous auprès d'un autre gynécologue.

Une *endogirl* me conseilla un spécialiste de l'endométriose dans une autre région.

Les délais pour l'obtention d'un rendez-vous étaient relativement longs, plusieurs mois d'attente, mais je ne pouvais plus attendre vu mon état de santé qui se dégradait de jour en jour, c'est pourquoi, au téléphone avec la secrétaire, j'insistai en lui expliquant le caractère urgent de ma situation. Elle finit par me fixer un rendez-vous un mois plus tard.

Je ne savais pas si j'étais atteinte par cette maladie ou par une autre pathologie, quoi qu'il en soit, il me fallait écarter cette hypothèse pour pouvoir avancer et trouver l'origine de mes douleurs.

Comment choisir son gynécologue :

- ★ cabinet de consultation d'une hygiène irréprochable ;
- ★ gynécologue à votre écoute ;
- ★ il doit vous mettre à l'aise ;
- ★ il doit être doux et patient lors des examens pour vous rassurer ;
- ★ vous devez pouvoir discuter ouvertement avec lui ;
- ★ assurez-vous qu'il est prêt à répondre à toutes vos questions ;
- ★ la confiance et le respect mutuels sont très importants entre un médecin et son patient.

8

Soupçons et examens

Le jour J arriva. Lors de ce premier rendez-vous, le 15 mai 2015, j'expliquai au spécialiste de l'endométriose toutes ces années de souffrance, les douleurs liées aux règles et à l'ovulation, la grossesse tardant à arriver…

Il m'écouta attentivement, puis procéda à un examen gynécologique avec un toucher vaginal. Je sursautai de douleur. Il constata tout d'abord que j'avais un kyste ovarien de six centimètres, mais étant en deuxième partie de mon cycle, il ne savait pas si c'était un kyste fonctionnel qui allait disparaître lors des prochaines règles ou si c'était un endométriome ovarien (kyste d'endométriose) ; il constata également une induration importante du cul-de-sac vaginal postérieur.

Pour savoir si j'étais atteinte d'endométriose ou non, il me demanda de passer une IRM[1] pelvienne un mois plus tard avec sa collègue radiologue spécialisée en imagerie d'endométriose.

1. Imagerie à résonance magnétique.

Je lui demandai son avis : il me répondit qu'il fallait attendre le compte-rendu de l'IRM avant de pouvoir poser un diagnostic, mais je vis à sa tête que quelque chose ne tournait pas rond. Il ne voulait pas trop en dire, mais je pressentais que ce devait être grave.

9

Diagnostic du syndrome des ovaires polykystiques (SOPK)

Le 30 mai 2015, soit deux semaines plus tard, nous avions rendez-vous avec un second gynécologue, car je voulais avoir également un suivi dans notre ville pour être prise en charge rapidement si besoin.

On me l'avait recommandé pour les difficultés à concevoir un enfant, et comme cela faisait plusieurs mois que je n'étais toujours pas enceinte… Je voulais essayer de comprendre pourquoi ça ne fonctionnait pas.

Ce gynécologue me prit immédiatement au sérieux et fut très attentif à mes symptômes et mon parcours. Il me posa de nombreuses questions, puis me fit une échographie endovaginale. Il me diagnostiqua le syndrome des ovaires polykystiques.

Le syndrome des ovaires polykystiques, appelé également « dystrophie ovarienne », est un dérèglement hormonal qui touche une femme sur cinq. À ce jour, aucun traitement ne permet de guérir du SOPK, les symptômes sont vastes et l'on peut avoir le syndrome des ovaires polykystiques sans souffrir de tous les symptômes. Parmi les plus courants, on retrouve :

- règles irrégulières, anormalement espacées ou trop fréquentes, voire, dans certains cas, une aménorrhée (absence de règles) ;
- ovaires plus gros que la normale, avec de multiples kystes fonctionnels ;
- ovulation douloureuse ;
- difficultés à concevoir un enfant (infertilité) ;
- obésité, prise de poids, ou au contraire, difficultés à prendre du poids ;
- perte des cheveux (alopécie) ou pilosité excessive (hirsutisme) ;
- acné ;
- coloration anormale de la peau.

Cependant, si vous présentez ces symptômes, cela ne signifie pas forcément que vous avez le SOPK. Seul un bilan gynécologique sera en mesure de confirmer le diagnostic.

Je tiens également à souligner que toutes les *endogirls* ne sont pas atteintes de cette pathologie, mais il y en a malgré tout beaucoup, car régulièrement, je discute avec nombre d'entre elles qui me confirment en être également atteintes.

J'expliquai au gynécologue que j'avais pris rendez-vous avec un spécialiste de l'endométriose et que j'avais une IRM pelvienne prévue en juin, soit le mois d'après, pour savoir si j'étais atteinte d'endométriose ou non.

Il me répondit : « Si vous avez l'endométriose en plus des ovaires polykystiques, ça sera le package ! »

Il était navré et me regardait comme s'il était désolé pour moi.

Il avait feuilleté mon dossier médical des sept derniers mois et ne comprenait pas que durant tout ce temps-là, mon ancien gynécologue ne m'ait pas diagnostiqué le syndrome des ovaires polykystiques ; pour lui, c'était flagrant. Sur les images de l'échographie endovaginale, les kystes avaient l'aspect d'un véritable nid d'abeilles, c'était impressionnant. Pour lui, on aurait dû me le dire tout de suite et me préciser que j'allais sûrement devoir recourir à des traitements pour avoir un enfant. Attendre une année était, dans mon cas, une totale perte de temps. Cette pathologie devait être immédiatement prise en charge. Pour lui, j'avais bien fait de me renseigner sur l'endométriose, mais il tomba de haut quand je lui dis que je n'avais pas été prise au sérieux par ses confrères.

Ce médecin était très doux, compréhensif et honnête. Exaspéré par tout ce par quoi j'étais passée, il me précisa qu'il fallait prendre les choses une par une.

Il nous fit remplir un dossier d'infertilité pour une demande de prise en charge à 100 % par l'Assurance Maladie et nous prescrivit un bilan d'infertilité à faire pour Jérôme et moi :

- bilans sanguins ;
- hystérosalpingographie ;
- spermogramme.

Quel choc ! Parce que je voyais Jérôme fort à côté de moi, je me suis contenue durant toute la consultation, pourtant, j'étais comme assommée. J'avais l'impression d'avoir reçu un coup derrière la tête.

En sortant du cabinet médical, je m'écroulai en pleurant dans les bras de Jérôme.

Lui restait confiant, il ne se rendait pas compte du parcours que nous allions devoir affronter, il me disait de ne pas m'inquiéter, qu'on allait y arriver, qu'il fallait se battre.

Moi, je me demandais ce que j'allais devenir si je ne pouvais pas avoir d'enfants. Pourquoi moi ?

Je me sentais nulle, inutile. À quoi ça servait d'avoir un corps de femme si je ne pouvais même pas porter un enfant ? Si ça se trouve, je devrais prendre des traitements pour tomber enceinte, et peut-être même qu'avec les traitements, je ne pourrais jamais devenir mère. Alors que j'adorais les enfants et étais même devenue assistante maternelle.

J'avais peur de l'avenir. Je n'arrivais plus à me projeter et je culpabilisais énormément. Si j'étais atteinte également d'endométriose, qu'est-ce qui allait m'arriver ?

Les émotions se bousculaient dans ma tête, j'étais anéantie.

10

Premières incompréhensions

Je prévins immédiatement ma grand-mère paternelle par téléphone en rentrant à la maison.

Elle avait toujours su ce qui se passait dans ma vie, elle était là dans les bons comme les mauvais moments, elle avait toujours les mots justes pour me remonter le moral. J'attendais du soutien de sa part, mais après lui avoir expliqué le déroulement de mon rendez-vous et les difficultés que je risquais de rencontrer pour devenir maman, elle me répondit : « Oh, Sandy, il ne faut pas te rendre malade comme ça ! »

Puis elle changea de conversation.

Je n'écoutai même plus ce qu'elle me disait, je restai bloquée sur ses paroles ; comment pouvait-elle me dire ça alors qu'elle-même avait eu trois enfants pour lesquels elle fut une vraie mère poule, même lorsqu'ils devinrent adultes ?

En voyant sa façon de continuer à me parler comme si de rien n'était, elle ne se rendait pas compte du mal qu'elle venait de me faire.

J'avais l'impression de m'être confiée à une étrangère, vu sa réaction inappropriée, je regrettais même de l'avoir appelée, car loin de me remonter le moral, je finis la journée encore plus désespérée.

Conseils pour l'entourage :

- ★ Soyez à l'écoute.
- ★ Respectez le silence, ou au contraire, laissez-les se confier sur leur ressenti.
- ★ Soyez présent et soutenez-les au maximum.
- ★ Formulez des paroles bienveillantes.
- ★ Ne minimisez pas et ne jugez pas le parcours.
- ★ Évitez certains sujets sensibles.
- ★ Faites preuve d'empathie.
- ★ Ne donnez pas d'exemples de réussites d'untel ou d'untel dans la famille de tata Paulette.

11

IRM : diagnostic

L'IRM était programmée en juin 2015. J'étais assez tendue et stressée, parce que plus les jours avançaient, plus j'étais persuadée que j'étais atteinte d'endométriose. Je ne sais pas comment l'expliquer, mais j'en avais le pressentiment. Jérôme restait positif, il me disait que ce n'était pas sûr que je sois atteinte de cette maladie.

Le matin même de l'examen, soit quelques heures avant mon IRM, j'avais un lavement rectal à faire à la maison.

Lorsque j'arrivai à mon rendez-vous, on m'introduisit du gel échographique stérile dans le vagin, puis on me plaça un cathéter avec une perfusion dans le bras pour permettre l'injection d'un produit de contraste au cours de l'examen. On me prévint qu'il pouvait provoquer des nausées et/ou des bouffées de chaleur.

L'examen se déroula, mais on ne m'injecta pas le produit de contraste.

Après m'être rhabillée, je demandai à parler avec la radiologue, car j'étais anxieuse, j'avais un mauvais pressentiment. Devant mon insistance, la radiologue nous reçut dans son bureau, Jérôme et moi. Avec beaucoup d'empathie, elle m'expliqua que j'avais une endométriose profonde et que depuis toutes ces années, toutes mes souffrances étaient liées à celle-ci. Je lui demandai si mon utérus était touché et elle me répondit qu'elle ne pouvait pas répondre à cette question, car les atteintes n'étaient pas de son ressort et qu'il fallait en discuter avec le spécialiste de l'endométriose ; c'est lui qui me contacterait après la réunion de concertation pluridisciplinaire pour me communiquer le compte-rendu de l'IRM.

Le diagnostic tomba comme un couperet : endométriose profonde diagnostiquée à l'âge de 28 ans, alors que je souffrais depuis mes premières règles à l'âge de 10 ans, soit 18 années d'errance médicale.

Je ressentais tristesse, colère et rancœur envers tous ces médecins généralistes et gynécologues qui, durant toutes ces années, me dirent que mes douleurs étaient normales. J'en ressentais également vis-à-vis de mon ex-compagnon, qui me dit pendant cinq ans d'arrêter de marcher comme une mémé, d'arrêter de faire mon cinéma.

Ce fut un coup de massue, tout se bousculait dans ma tête, mon utérus était-il touché ? Allais-je réussir à devenir maman ? Qu'allais-je devenir ?

Pour Jérôme, ce fut également un choc, car étant moi-même allée plusieurs fois avant l'IRM faire des recherches sur Internet, il m'avait dit d'arrêter d'aller sur la toile, pensant que je me faisais des films et que je m'angoissais pour rien. Il ne parla pas devant la radiologue, son visage se ferma. En sortant de l'hôpital, il était dépité, il se demandait ce qui nous arrivait, de quoi allait être fait notre avenir avec les hôpitaux…

Je ressentis à ses interrogations et à ses paroles que le diagnostic venait de lui faire perdre espoir de devenir père, je vis qu'il était affolé, lui qui, jusqu'ici, était toujours resté confiant.

De retour à la maison, plusieurs jours durant, j'attendis l'appel téléphonique du spécialiste concernant les résultats de l'IRM. J'étais rongée par l'inquiétude.

Le téléphone sonna, le spécialiste me parla, mais je lui coupai la parole en lui demandant immédiatement si mon utérus et mon appareil reproducteur étaient touchés.

Le spécialiste m'annonça que mon utérus n'était pas atteint par la maladie ; quel soulagement pour nous !

J'étais enfin prête à écouter le compte-rendu. Il me décrivit les atteintes :

- nodule de la cloison rectovaginale ;
- endométriome de trois centimètres à l'ovaire gauche ;
- lésions des deux ligaments utéro-sacrés, surtout du côté gauche, s'étendant jusqu'aux racines sacrées, l'uretère gauche était en contact ;
- lésions du cul-de-sac vaginal postérieur ;
- lésions du torus.

Il est certain que cette maladie est complexe, mais si l'on me l'avait découverte avant, les séquelles ne seraient sans doute pas les mêmes qu'aujourd'hui, car en 18 années, elle avait eu le temps de bien s'acharner sur différents organes.

Je pris alors la décision de me faire opérer en fonction des douleurs qu'engendrait la maladie, mais aussi pour mettre toutes les chances de mon côté avant de commencer le parcours de la PMA[1].

Le spécialiste m'expliqua qu'après la cœlioscopie opératoire, je serais mise pendant quatre mois sous ménopause artificielle, de septembre à décembre 2015, une infirmière à domicile viendrait me faire une injection de Gonapeptyl® tous les 28 jours et je devrais prendre quotidiennement du Luteran®, un progestatif sous forme de comprimés.

Le Gonapeptyl® contient de la triptoréline appartenant à un groupe de médicaments appelés « Analogues de la GnRH ». Une de ses actions est de réduire la production d'hormones sexuelles dans l'organisme.

Il est important de savoir que ce traitement est prescrit, entre autres, aux femmes atteintes d'endométriose, mais également aux hommes atteints par un cancer de la prostate, donc vous l'aurez compris, il s'agit d'un traitement lourd, avec de nombreux effets secondaires au quotidien, dont je vous parlerai par la suite.

J'allais devoir prendre également au quotidien un troisième traitement hormonal de substitution, du Provames®, un comprimé à base d'œstrogènes censé soulager les symptômes de la ménopause (bouffées de chaleur, sécheresse vaginale...). L'objectif de cette ménopause artificielle était de mettre mes ovaires au repos, donc ne pas avoir de règles, afin d'éviter que l'endométriose ne se propage de nouveau partout.

En attendant mon opération prévue en septembre 2015, soit deux mois plus tard, j'essayai de garder espoir en me

1. Procréation médicalement assistée.

disant que j'allais peut-être réussir à tomber enceinte entre-temps et que je n'aurais pas besoin de me faire opérer, ni d'être ménopausée artificiellement, ni d'avoir des traitements pour tomber enceinte. L'espoir fait vivre, comme on dit, mais les semaines défilaient, et toujours aucune grossesse à l'horizon, seulement ces affreuses douleurs qui persistaient. Je ne pouvais plus faire machine arrière, je n'avais plus le choix : l'opération était inévitable.

12

Sensibilisation

Alors, Mesdames, vous qui me lisez, surtout, faites-vous confiance ! Ne restez pas seules face à vos douleurs ! Ne perdez pas de temps et demandez un second avis médical si vous estimez que vos douleurs ne sont pas prises en considération, quitte à prendre rendez-vous dans une autre ville, voire une autre région. Cette maladie doit être diagnostiquée à temps pour tenter de limiter les dégâts.

Beaucoup de médecins ne connaissent pas l'endométriose, les spécialistes le reconnaissent eux-mêmes, les gynécologues, à l'heure actuelle, en 2021 ne sont toujours pas formés à cette maladie au cours de leurs études de médecine, ou très brièvement.

Les examens médicaux ne révéleront peut-être pas l'endométriose, et d'ailleurs, je l'espère pour vous, mais quoi qu'il en soit, il faut consulter, car il y a d'autres pathologies pouvant être la cause de vos douleurs : un dérèglement hormonal, comme les ovaires polykystiques, par exemple, ou bien une MST[1], ou autres…

J'entends et lis régulièrement des témoignages de femmes qui souffrent, qui ne sont pas écoutées par leur entourage ni

1. Maladie sexuellement transmissible.

même comprises, d'ailleurs ; certaines ne sont pas non plus prises en considération par leurs propres médecins, qui ne croient pas en leurs douleurs et qui donc ne leur prescrivent aucun examen médical pour essayer de comprendre d'où elles viennent.

Beaucoup d'*endogirls* sont dirigées par leurs généralistes vers des psychiatres qui leur prescrivent des antidépresseurs, car pour eux, c'est dans leur tête que ça ne va pas !

Je pense à toutes ces femmes qui se sont suicidées – je l'ai découvert sur les réseaux sociaux –, parce qu'elles n'étaient pas soutenues et n'ont pas eu l'énergie que j'avais, parce que les médecins et leur entourage sont arrivés à les faire douter, se demander si elles n'étaient pas folles.

Trouvez-vous normal qu'une femme ait, pendant ses règles et même au quotidien, des douleurs invalidantes avec notamment :

- des règles hémorragiques ;
- des douleurs thoraciques ;
- des troubles digestifs (alternance diarrhée/constipation) ;
- des douleurs abdominales (ballonnements, gonflements) ;
- des douleurs défécatoires ;
- des rectorragies (sang dans les selles) ;
- des douleurs pelviennes chroniques ;
- des douleurs lombaires (lombalgie, sciatique, cruralgie) ;
- des douleurs aux ovaires ;
- des contractions utérines ;

- des troubles urinaires (brûlures, sang dans les urines, mictions fréquentes, infections urinaires à répétition) ;
- des douleurs pendant les rapports sexuels (dyspareunies) ;
- une fatigue chronique (sentiment d'épuisement, station debout/assise difficile) ?

Je tiens à préciser que pour beaucoup d'*endogirls*, ce n'est pas une de ces douleurs, mais plusieurs de cette liste en même temps, et parfois, TOUTES, selon les atteintes de chacune.

NON, ce n'est pas normal ; je dis STOP à tout ça ! C'est inadmissible qu'en 2021 malgré toutes les associations qui tentent de défendre notre cause, il y ait encore des personnes de l'entourage et des médecins qui ne prennent pas en considération nos douleurs.

Nous ne sommes pas des « chochottes », nous sommes des femmes qui souffrent, qui subissent des opérations, pour certaines, avec des séquelles irréversibles et des traitements lourds au quotidien avec un avenir incertain. Je le répète, faites-vous confiance. Si vos douleurs vous empêchent de vivre normalement, si cela vous restreint dans vos sorties et vous limite dans vos tâches quotidiennes, si elles vous empêchent de travailler, d'aller à l'école ou d'avoir une vie sociale, consultez rapidement un spécialiste de l'endométriose dans votre région ou même dans une autre.

Il vous prescrira les examens nécessaires pour connaître l'origine de vos douleurs : IRM, endoscopie rectale, palper vaginal, voire rectal, hystérosalpingographie, cœlioscopie…

- ★ Ne perdez pas de temps à consulter un spécialiste.
- ★ Faites-vous confiance.
- ★ N'hésitez pas à demander un second avis auprès d'un autre praticien.

13

Rendez-vous hystérosalpingographie

L'hystérosalpingographie est un examen radiographique permettant d'observer l'utérus (= *hystéro*) et les trompes de Fallope (= *salpingo*) grâce à un produit de contraste, opaque aux rayons X, injecté dans la cavité utérine.

L'utérus et les trompes de Fallope font partie de l'appareil génital féminin. Situées entre les ovaires et l'utérus, les trompes de Fallope sont des conduits qui portent les ovules fabriqués par les ovaires vers l'utérus. C'est au cours de ce déplacement des ovules que la fécondation peut avoir lieu ; c'est ensuite l'utérus qui accueille l'embryon pour son développement[1].

Je redoutais cet examen, car mon gynécologue m'avait prévenue que l'hystérosalpingographie pouvait s'avérer douloureuse chez certaines patientes, en particulier pour les femmes atteintes d'endométriose, car l'injection du produit de contraste pouvait provoquer des douleurs identiques à celles des règles.

1. Source : site Web Passeport santé : https://bit.ly/2FCImP3

La radiologue qui avait procédé à mon IRM me proposa de réaliser cet examen et me rassura : elle pourrait atténuer mes douleurs avec un masque si besoin. Malheureusement, je devais impérativement subir cet examen avant mon opération programmée en septembre 2015. Or, elle était en vacances à cette période-là. Je n'avais donc pas d'autre choix que de prendre rendez-vous avec un autre radiologue.

J'appelai le secrétariat d'un service de radiologie dans ma ville et expliquai ma situation : atteinte d'endométriose profonde, douleurs invalidantes, cœlioscopie opératoire prévue quelques mois plus tard…

Je demandai ensuite à la secrétaire si le radiologue pourrait soulager mes douleurs avec un masque durant l'examen, comme me l'avait proposé la radiologue de l'IRM.

« Je n'ai jamais entendu un truc pareil, il n'y a pas de masque ! » me répondit-elle froidement.

Je raccrochai, dépitée, mais surtout énervée. Une fois de plus, j'avais eu affaire à une personne qui ne connaissait pas l'endométriose et qui ne manifestait aucune empathie pour les douleurs dont je venais de lui parler.

Je décidai d'appeler mon gynécologue pour le prévenir. Gentiment, il me proposa de les contacter lui-même pour leur exposer la situation ; il me prescrivit un antidouleur pour l'examen, fixé début juillet 2015.

Je commandai chez le pharmacien le matériel prescrit pour la radiographie (cathéter, spéculum, produit de contraste, comprimés antihistaminiques à prendre la veille au soir et le matin de l'examen).

Arriva le jour de l'hystérosalpingographie.

Le radiologue m'annonça rapidement qu'il n'arrivait pas à introduire le spéculum, que cela faisait comme un mur quand il essayait de le mettre en place. Il me demanda si je voulais essayer toute seule de l'insérer. Je refusai : ce n'était pas à moi de faire ça !

Il tenta de nouveau, et cette fois-ci, cela fonctionna. Ensuite, il plaça le cathéter pour maintenir le col de mon utérus, mais malgré l'antalgique que j'avais pris, la douleur était tellement insupportable que j'en pleurai ; il injecta le produit de contraste dans mes trompes, et enfin, l'examen se termina.

Après m'être rhabillée, j'allai le rejoindre pour connaître les résultats.

Mon utérus était en bon état, une trompe était perméable. Pour l'autre, il ne savait pas trop quoi en penser.

Jérôme et moi rejoignîmes mon gynécologue à l'étage avec l'espoir d'avoir un avis plus concluant, mais lui non plus ne savait pas trop comment interpréter les résultats, un peu complexes. Il ne savait pas si l'on pouvait essayer naturellement d'avoir un enfant ; à cause de l'une des deux trompes, pour laquelle le produit de contraste était difficilement passé, probablement gêné par quelque chose ; de quoi s'agissait-il ? Était-ce des adhérences d'endométriose ?

Seule l'opération permettrait de répondre à ces questions.

14

Bilan d'infertilité

Jérôme dut également procéder à différents examens : prises de sang, puis spermogramme/spermoculture.

Je l'accompagnai dans la salle d'attente, puis il partit tout seul effectuer les prélèvements, tandis que je l'attendais, stressée, car je culpabilisais de lui faire vivre tout cela.

Nous n'avions cependant pas le choix, nous devions savoir si lui aussi avait ou non des problèmes d'infertilité.

Il nous fallut attendre une semaine pour que ses résultats arrivent : tout allait bien de son côté.

Quel soulagement, mais aussi quelle culpabilité, car tous les problèmes venaient de moi uniquement.

Nous retournâmes voir le gynécologue qui nous suivait pour mon infertilité. Nous souhaitions faire un bilan concernant l'ensemble des analyses et examens de ces dernières semaines.

J'avais une bonne réserve ovarienne – c'étaient les résultats de mon AMH[1] qui le prouvaient : 3,64 –, mais avant de prendre la moindre décision quant au traitement le plus

1. Hormone antimüllérienne. Le taux d'AMH est une analyse de sang qui permet d'évaluer la réserve ovarienne. Le dosage de l'AMH donne une indication essentielle sur la quantité du stock d'ovocytes, et par la même, sur le potentiel de fertilité.

approprié pour que je sois enceinte, il allait falloir me faire opérer pour mon endométriose.

J'en profitai également pour lui dire que Jérôme et moi ne nous comprenions plus. Que me savoir malade ne lui faisait rien et ne le touchait pas.

« En fait, répondit-il, un homme et une femme ne réagissent pas de la même façon dans ces situations-là. Tout dépend de la personnalité de chacun, c'est toujours comme ça dans les couples. Vous allez vivre des moments très durs, et soit ça renforcera votre couple, soit ça provoquera une séparation. »

Ce médecin avait raison, Jérôme et moi ne réagissions pas du tout de la même façon. J'avais besoin de parler, d'exprimer ce que je ressentais au fil des étapes que nous traversions.

Jérôme, au contraire, avait tendance à tout garder pour lui et à changer de conversation, comme si ignorer la maladie allait la faire disparaître.

15

Les vertus des groupes d'entraide

Je suis une femme expressive, je ne voulus pas cacher ma maladie. Bien au contraire, j'eus besoin d'en parler autour de moi, je pensais que le fait de me confier me serait bénéfique. Or, je me rendis rapidement compte que ce n'était pas la meilleure des solutions, car les propos des gens me blessèrent, voire m'énervèrent, certaines fois.

Les réseaux sociaux me furent d'un grand réconfort. Je m'inscrivis sur Facebook dans des groupes de soutien dédiés aux « endogirls » et aux « fivettes » (femmes affrontant le parcours de PMA), dans lesquels je racontai librement mon parcours au fil des jours, sans jugement quelconque.

Par rapport aux *endogirls* des siècles précédents, la seule « chance » que nous ayons, si je peux dire, est de vivre avec toutes ces technologies, je pense à toutes ces femmes isolées qui ne connurent pas Internet et qui durent se sentir terriblement seules et déprimées face à cette maladie.

Conseils aux *endogirls* et fivettes :

- Ne vous isolez pas.
- Ne restez pas seule.
- Rapprochez-vous des groupes d'entraide sur les réseaux sociaux et/ou des associations.

16

La cœlioscopie et le *shaving* rectal

Quelques jours avant l'opération, mes règles arrivèrent. Déjà stressée par l'intervention, je n'allais même pas pouvoir me détendre juste avant de passer au bloc, car encore une fois, j'avais des règles hémorragiques et des douleurs atroces.

Le 31 août 2015, veille de l'opération, je me présentai comme prévu à l'hôpital pour la préparation préopératoire : je devais être à jeun à partir de minuit et refaire un point avec l'anesthésiste.

Les infirmières m'annoncèrent que je devais voir en consultation l'urologue pour effectuer une débitmétrie servant à évaluer le fonctionnement de ma vessie, car j'avais également des lésions d'endométriose au contact de l'uretère gauche (canal conduisant l'urine du rein jusqu'à la vessie).

Malheureusement, étant donné que je ne fus prévenue qu'au dernier moment, j'avais déjà uriné. La débitmétrie initialement prévue permet de mesurer le débit urinaire lors de la miction. Cet examen donne des renseignements très importants sur la vidange vésicale, seulement, il ne put être fiable en raison du faible volume d'urine restant dans ma vessie. L'urologue ne put se fier qu'à l'interrogatoire sur le fonctionnement de ma vessie.

Le 1er septembre 2015, à six heures du matin, je dus faire un lavement quelques heures avant de passer au bloc. Le stress augmentait, je ne pouvais plus faire machine arrière.

L'opération dura trois heures et demie. Pour protéger mon rein, l'urologue présent au bloc me fixa une sonde JJ[1] du côté gauche qui allait rester en place pendant un mois.

Après l'opération, on me ramena dans ma chambre. Étant sous morphine, je luttais pour garder les yeux ouverts. Le reste de la journée ne fut qu'une alternance de réveils lors du passage des équipes soignantes, puis d'endormissements dès qu'elles quittaient la chambre.

J'arrivai seulement à marmonner à une infirmière d'appeler Jérôme pour qu'il ne vienne pas me voir : j'étais incapable de garder les yeux ouverts plus de deux minutes. Jérôme était inquiet, car on avait convenu qu'il me rende visite en fin de journée.

Le spécialiste m'avait affirmé qu'ôter mon kyste ovarien gauche n'aurait pas d'impact sur ma fertilité, car il ne mesurait pas plus de trois centimètres… Or, de passage dans ma chambre, curieusement, il me demanda, sans m'expliquer la raison, les résultats d'analyse de ma réserve ovarienne (AMH), tout en sachant que mon second gynécologue lui avait déjà partagé mon bilan hormonal avant l'opération et qu'il m'avait lui-même confirmé lors du rendez-vous préopératoire que mon taux d'AMH était plutôt bon.

Je lui tendis mon dossier, il vérifia et me dit : « Ah ! Ça va, c'est bien ! »

1. Ou sonde à demeure. La sonde JJ est un tube souple et fin (environ 3 mm de diamètre), dont les extrémités forment chacune une boucle, ce qui permet à la sonde de rester en place entre le rein et la vessie. Les sondes JJ sont introduites dans l'uretère, qui est le canal par lequel l'urine s'écoule du rein vers la vessie (source : www.clinique-pasteur.com).

Sur le coup, la tête dans le brouillard, je ne réagis pas, mais je compris quelques mois plus tard, lorsque j'entamai mon parcours de PMA…

Pour moi, l'hospitalisation fut un véritable enfer. Je souffrais énormément et ne pouvais pas manger les premiers jours, parce qu'il fallait attendre que mon transit se relance : l'émission de gaz marquerait la fin des risques d'occlusion intestinale. J'étais très faible et sous perfusion.

Le lendemain matin, on me demanda d'aller prendre ma douche, je refusai. Comme deux aides-soignantes faisaient ma chambre, l'une d'elles m'accompagna dans la salle de bains et repartit aider sa collègue, me laissant dans la douche, assise sur une chaise. Je me sentais mal, donc je me dépêchai de me laver.

— Déjà ! me firent-elles remarquer. Vous êtes allée vite.

— Je me sens mal, je me sens mal, eus-je le temps de dire.

Me voyant toute blanche, elles me mirent rapidement dans le lit.

Lorsque Jérôme vint me voir ce jour-là, il m'apporta un bouquet de fleurs, le sourire aux lèvres, qui fit place à un léger malaise ; je compris à sa tête qu'il ne s'attendait pas à me voir aussi affaiblie.

Le gaz carbonique que l'on m'avait injecté dans le ventre pendant l'opération me faisait extrêmement souffrir ; pendant plusieurs jours, mon ventre fut dur, énorme et lourd, comme si en quelques heures, j'avais pris plusieurs kilos. Malheureusement, étant allergique à des anti-inflammatoires, je n'eus pour me soulager que la morphine, qui me rendait nauséeuse, et un antalgique, qui me provoquait de la tachycardie. Je dus les arrêter pour les remplacer par un simple antispasmodique et du paracétamol.

Trop légers, ces médicaments ne calmèrent pas mes douleurs, ce qui m'empêcha de dormir pendant une journée et une nuit durant laquelle une infirmière me demanda ce que je faisais devant la télévision à trois heures du matin.

« Je souffre, les douleurs m'empêchent de dormir, je n'ai pas le moral et je suis épuisée », répondis-je.

Elle repartit sans le moindre mot de réconfort.

Le lendemain matin, après avoir passé une nuit blanche assise dans mon lit, car le fait de rester allongée me donnait des nausées, je demandai à un infirmier de m'aider à aller aux toilettes, car j'avais envie de vomir. Celui-ci me répondit que ce n'était pas possible, car ce n'était pas pratique avec ma perfusion et ma sonde urinaire. Ne voulant pas s'embêter, il me donna à la place un haricot.

Je dus prendre ma douche seule. J'avais toujours la perfusion et la sonde urinaire, j'étais encore affaiblie, si bien qu'en sortant de la douche, je marchai sur ma perfusion qui s'arracha. J'avais la main en sang. Le personnel voulut me perfuser de nouveau, mais l'étudiante infirmière qui accompagnait l'infirmière ne réussit pas à trouver ma veine ; elle la chercha longtemps, l'aiguille à l'intérieur de mon bras, l'infirmière à ses côtés lui disant de continuer, d'aller plus loin. Elle persista, en vain, et finit par arrêter. C'était horrible, j'avais très mal.

« Je suis désolée, je n'ai pas réussi », s'excusa-t-elle, gênée.

L'infirmière n'y arriva pas non plus, je finis donc par leur dire de tout arrêter, car je souffrais déjà suffisamment.

Ce fut la goutte d'eau de trop. Je craquai. J'étais épuisée, j'en avais marre de tout ça, je voulais juste pouvoir rentrer à la maison et vivre normalement, comme toutes les femmes de mon âge.

J'appelai Jérôme en pleurant.

Quand je relis mon dossier médical, je suis énervée par certains commentaires stipulant, entre autres, qu'il avait fallu me motiver pour aller prendre ma douche le premier jour et que ça s'était bien passé. Remettons les choses dans leur contexte : je venais d'être opérée la veille, ça faisait plus d'une journée que je n'avais pas mangé, j'étais sous morphine, j'avais des douleurs. J'étais donc affaiblie, en manque d'énergie avec une perfusion et une sonde à demeure, donc deux tuyaux pour me déplacer…

Comment peut-on forcer quelqu'un à aller prendre sa douche seule dans cet état-là ? Pire : comment peut-on dire que tout s'est bien passé, alors que j'étais au bord de l'évanouissement en sortant de la douche ?

À cause des restrictions budgétaires et du manque de personnel, le temps est compté… On doit être autonome rapidement pour pouvoir rentrer chez soi. Alors même si l'on n'est pas rétabli, on nous laisse nous débrouiller malgré l'aide demandée. C'est ce que j'ai vécu, mais actuellement, c'est ce que subissent également de nombreux patients qui ont, malheureusement, l'impression de n'être qu'un numéro de plus. Et le côté humain dans tout ça ?

Malgré la pression de leur hiérarchie, certains soignants continuent à garder le cap, à exercer leur métier avec amour et bienveillance auprès des patients, tandis que pour d'autres, leur métier est devenu un vrai calvaire, c'est le *burn-out* et ce sont les patients qui en subissent les conséquences.

Le 3 septembre, ce fut la reprise de mon transit intestinal, donc je recommençai à manger tout doucement. Cela restait limité à des aliments sans résidus, je devais suivre ce régime strict pendant dix jours afin de mettre au repos mes intestins et de limiter les selles, car mon rectum avait été rasé de près durant l'opération, il fallait donc laisser mon corps cicatriser.

Au fil des jours, je marchais tout doucement dans ma chambre, telle une mamie courbée, car mon ventre était encore douloureux.

Je revis le spécialiste qui m'expliqua le compte-rendu opératoire. Je lui demandai si j'allais pouvoir essayer naturellement d'avoir un enfant et il me dit qu'on pouvait essayer, mais qu'il ne savait pas vraiment si c'était risqué ou pas. Il me laissa dans le flou. Il me dit qu'une fois, il avait dû réopérer une patiente quelques semaines après, donc essayer était prendre des risques, mais il fallait tester. En gros, si je faisais une grossesse extra-utérine, on m'enlèverait les trompes.

Le samedi 5 septembre était le jour de mon retour à la maison ; ma sortie était prévue dans la matinée. Le médecin interne me dit qu'il allait procéder à l'ablation de ma sonde urinaire, contrôler mon urine et que je pourrais rentrer chez moi. J'étais ravie, mais cela ne dura pas.

Une fois la sonde ôtée, j'eus très rapidement l'envie d'uriner, mais je n'y parvins pas alors le médecin décida de me remettre la sonde urinaire et m'annonça que je ne sortirais pas de l'hôpital ce jour-là, car il devait attendre l'avis du spécialiste qui ne travaillait pas ce week-end.

J'étais triste, ma valise était prête, j'étais si contente de pouvoir rentrer à la maison et me voilà angoissée, à devoir rester à l'hôpital : que se passait-il ? Pourquoi n'arrivais-je plus à uriner ?

17

Le retour à la maison

Le lendemain matin, dimanche 6 septembre 2015, le spécialiste n'étant toujours pas joignable par téléphone, le médecin interne m'expliqua que j'allais rentrer à la maison avec la sonde urinaire pendant une semaine supplémentaire. Selon lui, une incapacité à uriner (rétention urinaire) pouvait parfois arriver après une opération chirurgicale d'endométriose, mais généralement, le problème était résolu au bout de quelques jours, après avoir retrouvé son environnement familier.

Je n'avais pas envie de rentrer à la maison avec la sonde urinaire, car à vingt-huit ans, avoir un tuyau entre les jambes avec une poche recueillant ses urines n'avait rien de plaisant, tant pour moi que vis-à-vis de Jérôme. Je n'avais pourtant pas le choix, alors on me remit la sonde à demeure avec une poche que l'on me plaça au niveau de la jambe. Puis on m'expliqua le fonctionnement, les règles d'hygiène à respecter et le changement de poche, car le soir, je devais remplacer la poche de jour par une poche de nuit.

En moi, des milliers d'émotions se bousculaient. À la demande de ma mère, je l'appelai, toute contente de lui annoncer que j'allais enfin sortir de l'hôpital. Je l'étais déjà moins lorsque je dus la recontacter pour lui apprendre les complications et l'obligation de rentrer avec la sonde à demeure, parce que je n'arrivais plus à uriner.

Auparavant, ma mère m'avait proposé de venir m'aider, avec ma grand-mère, pour assurer le quotidien. Alors quand, stressée, je lui dis que j'allais avoir besoin d'aide et qu'elle me répondit de me renseigner auprès de ma mutuelle pour savoir si je pouvais prétendre à une aide-ménagère, je le pris très mal. Je me dis immédiatement que venir m'aider l'ennuyait. Quel était le problème ?

Je lui répondis que je ne voulais plus entendre parler d'elle.

La coupure était faite.

Pourtant, elle m'affirma que j'avais mal interprété ses paroles et qu'au contraire, elle pensait que j'avais droit à des heures pour que quelqu'un vienne m'aider. Mais je ne voulais plus rien savoir.

En réalité, j'étais à fleur de peau, totalement perdue, j'étais épuisée par mon opération et ma douloureuse hospitalisation, je n'arrivais plus à uriner normalement, j'allais être mise sous ménopause artificielle pendant plusieurs mois et enchaîner avec la PMA pour tenter d'avoir un enfant. J'avais envie que quelqu'un soit là pour moi.

J'avais bien évidemment besoin d'une aide matérielle, mais également d'une aide morale pour affronter toutes ces épreuves. À ce moment-là, j'aurais simplement eu besoin que quelqu'un me prenne dans ses bras pour me réconforter et m'assurer que tout irait bien.

Je reparlai de tout cela avec ma mère par la suite, nous partageâmes notre ressenti ; je sais qu'elle ne pensait pas me blesser, elle souhaitait m'aider, mais ce n'était tout simplement pas le bon moment pour aborder ce sujet.

Comme prévu, je retournai à l'hôpital une semaine plus tard, le vendredi 11 septembre 2015. Je passai la journée là-bas, mais malgré plusieurs essais, je n'arrivai toujours pas à uriner. En fin de journée, une étudiante infirmière me remit alors la sonde urinaire non sans difficulté ; elle dut s'y prendre à trois reprises pour y parvenir... À ses côtés, l'infirmière essaya de plaisanter avec moi, mais je n'avais vraiment pas la tête à ça, étant donné que je repartais pour une semaine supplémentaire avec la sonde à demeure.

« Ce n'est pas grave », me dit-elle, « de toute façon, il doit pleuvoir toute la semaine. Il ne faut pas bouder. »

Elle me parlait comme si j'étais une gamine, ce n'était vraiment pas le meilleur moment pour essayer de plaisanter sur une situation aussi inquiétante que celle-ci.

Me voilà repartie avec la sonde urinaire, je n'en pouvais plus, la sonde m'irritait de plus en plus l'urètre et je me demandais quand j'allais enfin parvenir à uriner normalement.

Quelques jours plus tard, le lundi 14 septembre 2015, l'hôpital me recontacta en me demandant de prendre des antibiotiques pendant une semaine, car j'avais attrapé une infection urinaire avec la sonde à demeure, probablement lors de la pose de celle-ci, quand l'étudiante infirmière s'y était reprise à plusieurs fois.

Le vendredi 18 septembre 2015, je retournai à l'hôpital. Je ne réussis toujours pas à uriner normalement, personne ne parvenait à me dire exactement ce qui se passait et le spécialiste n'était pas joignable. Je n'avais pas non plus eu la possibilité de voir l'urologue depuis mes séquelles postopératoires.

Je repartis avec la sonde urinaire pour la troisième fois, avec pour consigne du médecin de la garder pour le week-end et de revenir en début de semaine pour apprendre les techniques d'autosondage.

« Autoquoi ? » lui demandai-je.

Elle m'expliqua alors le fonctionnement et me confirma que l'urologue lui avait dit qu'il ne fallait plus perdre de temps pour m'apprendre à me sonder et qu'on allait me fixer un rendez-vous avec lui pour la semaine d'après.

Lorsqu'avant de partir, je demandai ma date de rendez-vous, on me dit que je serais convoquée par courrier dans le mois qui suivrait. J'étais outrée : combien de temps allait-on encore me laisser avec cette sonde à demeure ? De plus, pourquoi n'avais-je toujours pas revu le spécialiste qui m'avait opérée ni l'urologue pour m'expliquer ce qui se passait au niveau de ma vessie ? C'était à eux de m'annoncer cette mauvaise nouvelle.

Je rentrai à la maison en taxi médicalisé. En passant le pas de ma porte, je m'effondrai. J'expliquai tout à Jérôme. Il ne comprenait pas non plus tout ce qu'il se passait depuis mon opération, c'est-à-dire mes séquelles, la mauvaise prise en charge postopératoire, le manque de communication du spécialiste et de l'urologue… Nous nous sentions démunis et abandonnés par le personnel médical.

Jérôme appela l'hôpital pour parler au spécialiste. Le personnel hospitalier lui apprit qu'il était parti en week-end et lui conseilla de rappeler la semaine d'après. Jérôme exigea d'être rappelé dans le week-end sous peine de faire un scandale.

Il faut quand même préciser que cela faisait maintenant plusieurs semaines que j'avais une sonde à demeure jour et nuit avec des soins particuliers à faire. Je ne voulais pas sortir avec une sonde dont le tuyau partait de ma vessie jusqu'à ma jambe, car la poche devait être vidée régulièrement et c'était bien trop voyant !

Encore une fois, ma féminité était atteinte quand je me regardais avec ce truc qui pendait entre mes jambes. On m'avait dit que j'allais avoir une sonde à demeure juste pour mon hospitalisation, et là, je me retrouvais à devoir supporter cette sonde depuis des semaines.

Le lendemain, le spécialiste me rappela. Il me précisa que même s'il était en week-end, il était d'accord pour répondre à mes questions dans la journée.

Nous nous rendîmes à l'hôpital. Jérôme s'était calmé, moi, c'était le contraire.

Je commençai alors à poser mes questions.

Comment se faisait-il que je sois obligée de m'autosonder, alors qu'avant l'opération, il ne m'en avait jamais parlé ?

Il me répondit que vu mes atteintes digestives, il avait davantage pensé au risque de stomie qu'autre chose.

— Pourquoi me faire encore attendre un mois pour consulter l'urologue ?

— Un mois ? Ce n'est pas possible. Vous devez être prise en charge tout de suite, dès la semaine prochaine.

Généralement, dans les cas d'endométriose avec ce type d'atteinte, lorsqu'il y a une rétention urinaire après l'opération, les spécialistes préconisent immédiatement l'autosondage pour ne pas habituer la vessie à la paresse.

18

Les autosondages

Trois semaines après l'intervention, le 25 septembre 2015, j'avais un rendez-vous à l'hôpital au service urologie pour l'apprentissage de la technique d'autosondage. Ce fut un infirmier qui me prit en charge ; imaginez comme j'étais à l'aise !

Pour commencer, grâce à un schéma de l'anatomie de la femme, il m'expliqua le fonctionnement de la vessie, puis il m'enseigna la technique des autosondages. À l'aide d'un miroir, j'insérai la sonde seule, debout. Il me fit tester plusieurs types de sondes afin de trouver celle qui me convenait le mieux. Les sondes sont à usage unique, elles ne servent qu'une fois et sont lubrifiées pour faciliter le passage dans l'urètre jusqu'à la vessie.

Le premier essai fut un échec, à partir de la deuxième tentative, je réussis à m'autosonder, mais j'avais des douleurs et des saignements à chaque passage de la sonde, car mon urètre était irrité.

Quelques heures plus tard, l'urologue m'enleva la sonde JJ qui m'avait été placée durant mon opération. Il m'anesthésia localement l'urètre avec un gel anesthésiant pour éviter les douleurs et les irritations. Puis il refit un point avec moi concernant les techniques d'autosondage.

Je lui demandai combien de temps il me faudrait avant de réussir à uriner normalement.

« Personne ne peut le savoir, malheureusement. Il vous faut patienter et surtout, buvez beaucoup. Au moins deux litres d'eau par jour, pour éviter les infections urinaires. De plus, pensez à vous sonder au maximum toutes les quatre heures. »

Il me fixa un nouveau rendez-vous le 3 février 2016 pour un bilan urodynamique afin de refaire le point sur l'état de récupération de ma vessie.

Je n'avais toujours aucune explication sur la rétention urinaire postopératoire. L'urologue m'avait simplement dit que si ça ne revenait pas dans les six mois, ce serait mauvais signe.

Je lui demandai de me diriger vers un kinésithérapeute ou un ostéopathe, ou tout autre médecin qui pourrait m'aider à stimuler ma vessie, mais il refusa, d'après lui, ça ne servirait à rien, il fallait attendre et les appeler de temps en temps pour les tenir informés des changements.

Pendant plusieurs jours, l'autosondage fut très douloureux. Autant vous dire qu'avoir toutes ces douleurs et devoir pratiquer les autosondages du jour au lendemain fut psychologiquement très dur à accepter.

Les six mois passèrent, sans aucun changement significatif. Je ressentais le besoin d'uriner, j'arrivais seulement à avoir quelques mictions spontanées de temps à autre, sans réussir à vider complètement ma vessie.

19

Les soins et traitements post-opératoires

À la sortie de l'hôpital, durant les quinze premiers jours, une infirmière vint quotidiennement à mon domicile pour m'administrer en injection sous-cutanée un traitement anticoagulant pour prévenir le risque de phlébite, je dus également porter des bas de contention pendant un mois.

Comme convenu, je fus mise sous ménopause artificielle pendant quatre mois, avec des injections de Gonapeptyl® associées à la prise quotidienne d'un progestatif sous forme de comprimés (Luteran®).

Le troisième traitement que m'avait prescrit le spécialiste – « add back therapy », censé atténuer les effets secondaires de la ménopause artificielle – ne fonctionna pas sur moi.

Tous ces lourds traitements hormonaux me provoquèrent :

- fatigue chronique ;
- maux de tête ;
- troubles du sommeil et insomnie ;

- sueurs nocturnes ;
- bouffées de chaleur ;
- troubles de l'humeur et irritabilité ;
- essoufflements ;
- sécheresse vaginale et perte de libido ;
- sécheresse cutanée ;
- chute de cheveux ;
- troubles de la concentration et de la mémoire.

Généralement, la ménopause fait grossir ; moi, c'était le contraire : je perdais du poids alors que je mangeais normalement.

Une fois, lors d'une consultation, mon ancien médecin généraliste, désormais parti à la retraite, m'avait dit que j'étais d'une extrême maigreur et il m'avait demandé devant Jérôme si je mangeais suffisamment, il devait penser que j'étais anorexique.

Jérôme lui répondit que j'avais un bon appétit : malgré ma morphologie, je mangeais autant que lui !

En avril 2016, mon transit intestinal était toujours perturbé. Était-ce dû à l'opération ou à mes traitements hormonaux ?

Je me sentais seule et personne ne répondait à mes questions, hormis d'autres *endogirls* ayant des atteintes digestives. Elles me dirent avoir été prévenues par leur spécialiste qu'après leur cœlioscopie, leur appareil digestif allait être chamboulé pour une durée indéterminée. Jamais je ne fus prévenue. On me cacha bien ce que je risquais d'endurer à la suite de mon opération.

Pendant plusieurs semaines, je ne pus avoir de rapports sexuels avec Jérôme, car nous devions attendre la cicatrisation.

D'ailleurs, lors de la consultation postopératoire avec le spécialiste, il me fit un examen gynécologique de contrôle.

Nous en profitâmes pour lui demander s'il était possible de recommencer à avoir des rapports.

— Essayez doucement, vous verrez bien, nous répondit-il.

Il ne semblait pas sûr de lui, cela ne nous rassura pas du tout. En plus, il semblait idéaliser les suites de l'opération, comme si tout allait bien maintenant.

— Vous avez conscience que je suis en ménopause artificielle ? Vous savez que lorsque je dois aller à la selle, je souffre horriblement, avec des bouffées de chaleur ?

— C'est normal, vous avez une cicatrice liée au *shaving* rectal que j'ai dû pratiquer pour retirer le nodule d'endométriose qui était situé dans la cloison rectovaginale.

Cependant, quand j'allais à la selle, j'avais des bouffées de chaleur et des vertiges en raison de l'atroce douleur. J'y restais longtemps, pleurant et soufflant, ce qui inquiétait énormément Jérôme.

Je n'arrivais pas à reprendre du poids ni un rythme normal, j'étais très affaiblie.

Je m'autosondais pour une durée indéterminée et nous allions entamer un parcours en PMA pour tenter d'avoir un enfant. J'étais terrifiée et consternée de constater que le médecin n'avait aucune empathie.

Les plus grosses séquelles sont cependant psychologiques ; je n'oublierai jamais le chemin parcouru, toutes ces années d'errance médicale pendant lesquelles aucun médecin ne prit en considération mes douleurs.

De plus, comment se faisait-il que l'on ne m'ait pas prévenue des risques liés à l'opération, comme le fait de devoir m'autosonder ou de souffrir autant pendant la cicatrisation ?

Moi qui pensais qu'une nouvelle vie s'offrait à moi, j'étais servie.

Conseils post-opératoires, retour à la maison :

- ★ Reposez-vous pour récupérer votre énergie, d'autant plus que vos muscles abdominaux seront très sensibles les premiers jours.
- ★ Habillez-vous avec des vêtements confortables, ils doivent être amples pour ne pas serrer le ventre.
- ★ Recommencez à manger légèrement, en commençant par des liquides et en passant graduellement aux aliments solides.
- ★ Buvez au moins 1,5 à 2 litres d'eau par jour, mangez une grande quantité d'aliments riches en fibres et faites-vous prescrire des sachets laxatifs pour éviter constipation et hémorroïdes.
- ★ Évitez de porter des tampons et d'avoir des relations sexuelles.
- ★ Prenez des douches, car les bains sont déconseillés pour éviter les infections et favoriser la cicatrisation.
- ★ Portez vos bas de contention pour favoriser la circulation du sang et éviter les phlébites.
- ★ Faites-vous aider, faites appel à votre famille et/ou amis et/ou aide-ménagère (renseignez-vous auprès de votre mutuelle), mais ne forcez en aucun cas, ne faites aucun effort et ne portez pas de charges lourdes jusqu'à cicatrisation.
- ★ Bannissez le sport.

20

Coup de gueule

Toute opération chirurgicale comporte des risques, mais chaque patient devrait être prévenu de ce qu'il encourt au niveau des douleurs et des éventuelles séquelles, pour qu'il puisse se préparer psychologiquement à ce qui l'attend. Il devrait également y avoir un suivi postopératoire renforcé pour les *endogirls.*

Même s'il existe de très bons spécialistes, il y en a beaucoup qui minimisent les risques de l'opération ou qui changent de conversation quand on leur pose des questions sensibles, comme les effets secondaires des traitements.

On associe souvent l'endométriose à l'infertilité et aux douleurs violentes pendant les règles.

Pour beaucoup d'entre nous, c'est une souffrance au quotidien, soit en raison des lésions, soit par les traitements hormonaux qu'on nous prescrit – pilule en continu, ménopause artificielle, stimulation hormonale – ou encore à cause des séquelles provoquées par les opérations : troubles du transit, hémorroïdes, fissures anales, constipation terminale, autosondages…

Je ne compte même plus le nombre de fois où je dus me mettre des suppositoires ou faire des lavements pour aller à la selle. Quand on est une femme, c'est très dur du point de vue de la féminité. Beaucoup d'*endogirls* n'osent pas en parler. Quand j'évoquai ce sujet sur les réseaux sociaux, je ne reçus que des messages d'encouragement, parce que ce sujet n'est jamais évoqué dans les émissions sur l'endométriose.

Il faut en plus apprendre à maîtriser les sautes d'humeur provoquées par la fatigue chronique, les douleurs et les traitements hormonaux.

Pour certaines maladies, comme le cancer ou le diabète, le patient est suivi régulièrement et dirigé vers des spécialistes.

Nous, en tant qu'*endogirls,* nous apprenons principalement à travers les réseaux sociaux vers quels spécialistes nous diriger, quelles alternatives nous sont proposées...

Certes, il existe des centres de référence dédiés à l'endométriose. Là-bas, plusieurs spécialistes sont réunis et prennent en charge ensemble leurs patientes. Malheureusement, il y en a encore trop peu en France. La plupart du temps, on nous opère, on nous revoit un mois après lors du rendez-vous postopératoire, et après, la vie suit son cours.

C'est aussi pour cela que j'ai écrit ce livre. À défaut de pouvoir guérir de l'endométriose, il existe des médecines alternatives pour atténuer nos douleurs chroniques, nous aider à affronter la maladie (voir les témoignages de professionnels).

Ce que l'on attend des praticiens :

- être prévenu de tous les risques et séquelles encourus lors d'une opération ;
- pouvoir dialoguer ouvertement au sujet des effets secondaires des traitements hormonaux, sans les minimiser ;
- être dirigé vers les médecines alternatives en parallèle de la médecine conventionnelle ;
- être écouté et pris en considération ;
- être respecté ;
- des examens pratiqués avec douceur.

21

Affection longue durée (ALD)

L'endométriose fait partie des affections de longue durée classée « hors liste ».

Après mon opération, le spécialiste fit une demande d'ALD auprès de la Caisse primaire d'Assurance Maladie pour que mes traitements soient pris en charge (traitements hormonaux, sondes urinaires). Sachez que toutes les demandes ne sont pas acceptées, certaines *endogirls* n'ont le droit à aucune aide.

Pour les médecines alternatives, aucune n'est prise en charge avec l'ALD, seules certaines mutuelles complémentaires santé remboursent la médecine alternative, en proposant en général des remboursements sous forme de régime forfaitaire « médecines douces ».

Comment prétendre à l'ALD ?

Il faut en discuter avec le spécialiste qui vous suit pour l'endométriose (gynécologue, spécialiste endo) et lui demander de compléter un formulaire de prise en charge appelé protocole de soins.

Ce document est ensuite étudié par le médecin-conseil de l'Assurance Maladie, qui donne son accord ou non pour la prise en charge au titre de l'ALD d'une partie ou de la totalité des soins et des traitements liés à votre maladie.

Si la demande est acceptée, ce document vous permettra entre autres de savoir quels soins et traitements sont nécessaires dans le cadre de votre maladie et quelle sera votre prise en charge.

Combien de temps est-on pris en charge ?

Tout va dépendre de votre protocole de soins, des médecins-conseils qui vont étudier votre dossier…

En septembre 2015, année où j'obtins l'ALD pour la première fois, la prise en charge était valable un an, et chaque année, il fallait que mon médecin refasse une demande.

En 2018, c'est mon nouveau spécialiste pour l'endométriose qui se chargea de faire la demande. Sur le protocole de soins, il détailla ma pathologie, mes atteintes, mes séquelles postopératoires, mes traitements hormonaux…

Cette fois, l'ALD hors liste me fut attribuée pour quatre ans.

22

Dernier rendez-vous avec le gynécologue

Le lundi 5 octobre 2015, soit un mois après mon opération, j'étais toujours sous ménopause artificielle. Nous avions rendez-vous comme convenu avec mon gynécologue qui me suivait avant l'opération pour mon infertilité.

Compte tenu de l'étendue de mon endométriose, de la lourde opération que j'avais subie et du risque élevé que la maladie se propage de nouveau à tout moment, nous souhaitions commencer immédiatement une FIV[1] pour ne pas perdre de temps inutilement.

Le gynécologue comprit notre décision et nous conforta dans notre choix ; il avait reçu entre-temps le compte-rendu de mon opération qui montrait l'étendue de ma maladie et la complexité de mon opération.

Il fallut choisir le centre de PMA qui allait désormais assurer notre prise en charge. Nous lui demandâmes un spécialiste de référence, nous étions prêts à faire des kilomètres, le principal étant d'avoir affaire à un spécialiste

1. Fécondation *in vitro*.

réputé, à l'écoute, connaissant l'endométriose et réactif, puisqu'avec ma maladie, le temps était compté.

Il nous conseilla un centre de PMA dans une autre région.

Nous lui fîmes confiance et nous ne fûmes pas déçus par ses recommandations, bien au contraire.

J'appelai la polyclinique qui me fixa un premier rendez-vous pour le lundi 16 novembre 2015.

Critères pour choisir son centre de PMA :

- ★ avoir une bonne entente avec son médecin et l'équipe du centre ;
- ★ une bonne communication ;
- ★ la situation géographique ;
- ★ la recommandation ;
- ★ l'organisation du centre et sa réactivité ;
- ★ les techniques proposées par le centre ;
- ★ les résultats du centre ;
- ★ le coût financier.

23

Pension d'invalidité

Cela faisait plusieurs mois que j'étais en arrêt maladie. Nous nous retrouvâmes, après mon opération, dans une situation financière très précaire. Jérôme était le seul à travailler. Pour la première fois de ma vie, je fis appel à une assistante sociale et lui expliquai la situation. J'avais honte de demander de l'aide, car je m'étais toujours débrouillée toute seule, à chaque instant de ma vie.

— Avez-vous fait une demande d'ALD ? questionna l'assistante sociale.

— Oui, c'est fait.

— Et avez-vous pensé à demander une pension d'invalidité ?

Je m'étais renseignée sur les réseaux sociaux. Pour la majorité des *endogirls* qui en avaient fait la demande, la pension leur avait été refusée.

Je pensais franchement que ce serait la même chose pour moi.

« Vu vos traitements hormonaux, les séquelles post-opératoires, les autosondages et le parcours PMA que vous allez débuter, il faut faire cette demande. Que risquez-vous ? »

Je décidai de suivre son conseil et reçus la convocation auprès du médecin-conseil de la Caisse primaire d'Assurance Maladie trois semaines avant le rendez-vous.

Jérôme ne croyait pas que cette démarche pouvait aboutir.

Afin de mettre tous les atouts de mon côté, je rédigeai une lettre de treize pages expliquant tout mon parcours. C'est vraiment épuisant et destructeur d'être toujours obligé de se justifier pour prouver sa bonne foi. Je demandai également aux différents médecins qui me suivaient depuis plusieurs mois des attestations écrites justifiant de mon état de santé, mais ils refusèrent de le certifier par écrit.

Désemparée, je rappelai mon médecin généraliste en lui expliquant que tous les professionnels de santé me disaient que j'avais eu une lourde opération, que je subissais de lourds traitements au quotidien et que mon état de santé était difficilement compatible avec la reprise du travail. Alors pourquoi personne n'acceptait de me l'attester par écrit ?

Je lui demandai son adresse mail pour lui envoyer la lettre de treize pages que j'avais préparée pour le rendez-vous avec le médecin-conseil. Quelques jours après avoir lu ma lettre, il me rédigea mon attestation.

Mon gynécologue, qui me dirigeait vers le centre de PMA, me fit également une attestation écrite justifiant des effets secondaires liés aux différents traitements hormonaux ainsi que ma prise en charge en PMA.

Une semaine avant la convocation, je me présentai à l'accueil du service médical de l'Assurance Maladie. Je transmis ma lettre en expliquant que j'avais rendez-vous la semaine suivante et que la lettre était destinée au médecin-conseil. Surpris, le jeune homme de l'accueil me répondit :

— Mais, Madame, vous n'aviez pas besoin de rédiger une lettre pour votre rendez-vous avec le médecin-conseil !

— Si, je préfère, répondis-je. Ma maladie est très complexe et m'a été diagnostiquée tardivement après 18 années d'errance médicale.

J'essayai de rester forte et de me battre, tout comme je le fais encore aujourd'hui en essayant de faire reconnaître ma maladie, mais je peux vous assurer que c'est tellement douloureux de devoir toujours se justifier que, parfois, j'ai envie de tout laisser tomber. Je comprends d'ailleurs toutes celles qui n'ont pas ou plus le courage de se battre, car en plus de nos combats, on se retrouve face à une société qui refuse de nous aider, qui ferme les yeux face à nos souffrances.

5 novembre 2015, jour du rendez-vous.

Je stressais, j'espérais avoir affaire à un médecin-conseil doté d'empathie, à l'écoute, connaissant l'endométriose ; surtout, j'espérais qu'il avait pris le temps de lire ma lettre dont la rédaction m'avait demandé énormément d'énergie.

J'arrivai toute tremblante dans la salle d'attente avec mon dossier médical.

Le médecin-conseil me fit entrer dans son bureau et me demanda pourquoi j'avais fait une demande de pension d'invalidité. Avant de répondre à sa question, je lui demandai s'il avait lu ma lettre que j'avais déposée à l'accueil une semaine auparavant.

C'était le cas, mais il voulait tout de même que je lui réexplique de vive voix mon parcours, mon opération, mes séquelles post-opératoires… Il me posa des questions sur mon état de santé physique et psychologique. Durant tout l'entretien, il resta de marbre ; je n'arrivais pas à savoir ce qu'il pensait, ce qui m'angoissait davantage.

À la fin de l'entretien, il m'annonça qu'il m'attribuait la pension d'invalidité et que je connaîtrais la catégorie par courrier.

La pension d'invalidité m'avait été accordée, en tout cas, médicalement parlant. Maintenant, je devais recevoir un courrier de la Caisse primaire d'Assurance Maladie me notifiant l'attribution ou non de la pension, car même avec l'accord du médecin-conseil, le dossier était attentivement examiné pour en vérifier la validité. En effet, il y a également des conditions administratives, notamment le nombre d'heures de travail effectuées pour pouvoir bénéficier d'une pension d'invalidité.

J'étais très émue en lui serrant la main, je le remerciai en lui confiant qu'au-delà de l'aspect financier, c'était un grand pas en avant pour moi au niveau de la reconnaissance de la maladie.

Jérôme m'attendait dans la voiture, je le rejoignis en pleurant, je lui annonçai la bonne nouvelle. Il fut surpris, mais tellement soulagé pour l'aspect financier, évidemment, mais également pour moi ; il avait eu peur que malgré toute mon énergie à démontrer mon parcours, je ne sois pas encore prise en considération.

Quelques semaines plus tard, je reçus la confirmation par courrier de l'acceptation de la pension d'invalidité en catégorie 1, à compter du 16 octobre 2015.

Le médecin-conseil avait estimé que je présentais un état d'invalidité réduisant de deux tiers au moins ma capacité de travail.

J'étais soulagée, mais je n'oubliais pas pour autant les *endogirls* qui en avaient fait la demande et pour lesquelles cela leur avait été refusé, alors qu'elles aussi avaient un parcours difficile avec la maladie. Si je n'avais pas rédigé ma lettre, aurais-je été prise au sérieux et aurais-je obtenu une réponse favorable ?

Il ne devrait pas y avoir de différences selon les régions ou les médecins-conseils, que ce soit pour l'ALD[1] ou la

1. Affection longue durée.

pension d'invalidité ; il faut que toutes les *endogirls* soient reconnues malades par l'Administration.

Pour vous aider, voici quelques pistes pour faire une demande de pension d'invalidité. Plusieurs parties peuvent effectuer une demande :

- Vous ou votre médecin qui, avec votre accord, peut alors adresser un certificat médical au médecin-conseil du service médical de votre caisse d'Assurance Maladie ;
- Votre caisse d'Assurance Maladie : le médecin-conseil du service médical de votre caisse d'Assurance Maladie fait le point avec vous sur votre état de santé et vous propose une pension d'invalidité.

Dans ces deux situations, vous devez formuler une demande de pension d'invalidité en remplissant un formulaire « demande de pension d'invalidité » et l'adresser à votre caisse d'Assurance Maladie, accompagné des pièces justificatives demandées.

Il existe trois catégories de pension d'invalidité, selon votre capacité à travailler :

- Catégorie 1 : le médecin estime que vous êtes capable d'exercer une activité professionnelle ;
- Catégorie 2 : le médecin estime que vous ne pouvez plus exercer d'activité professionnelle ;
- Catégorie 3 : le médecin estime que vous ne pouvez plus exercer d'activité professionnelle et que vous avez besoin de l'aide d'une tierce personne pour effectuer les actes de la vie quotidienne.

Conseils pour les démarches administratives :

- Soyez patient, ne vous découragez pas.
- Battez-vous jusqu'au bout, ne laissez pas tomber.
- N'ayez aucune honte à faire appel à une assistante sociale pour connaître les droits auxquels vous pouvez prétendre et pour qu'elle puisse vous accompagner dans vos démarches.
- Soyez sincère lors du rendez-vous avec le médecin-conseil, pensez à bien rapporter tous vos comptes-rendus, ordonnances, attestations justifiant votre état de santé…

II

LA PMA : UN COMBAT, UN RÊVE, L'ESPOIR DE DEVENIR MAMAN

24

Explications par le Dr O. Besse

L'endométriose est une maladie chronique liée aux règles, responsable de douleurs et de difficultés à concevoir. Parfois existe seulement la douleur, parfois seulement l'infertilité, souvent, comme Sandy, les deux : et quand vous soignez l'une, vous aggravez l'autre !

Les règles s'arrêtent à la ménopause vers 50 ans, lorsque les ovaires ne sécrètent plus d'hormones. L'endométriose guérit avec la ménopause. La méthode la plus sûre, la plus définitive, la plus efficace pour guérir l'endométriose, je vais être brutal, c'est de retirer les ovaires. Mais à 30 ans, quand on n'a pas d'enfant, qu'on veut fonder une famille, même si l'on souffre depuis l'apparition des règles, il est hors de question de retirer les ovaires qui contiennent les ovules, sécrètent les hormones féminines et sont indispensables pour pouvoir donner la vie en transmettant son patrimoine génétique. Comment stopper les règles sans être si radical ?

Des traitements peuvent mettre les ovaires au repos. La pilule en continu permet d'obtenir une absence de cycle menstruel, mais des effets adverses vont fréquemment apparaître avec ces traitements. Il n'y a plus de douleurs, mais il apparaît des saignements survenant n'importe quand et qui durent parfois longtemps (on parle de « spotting »), une sécheresse de la peau et de la sphère génitale, une baisse du désir sexuel, parfois une prise de poids.

Bref, il faut trouver le juste équilibre pour ne plus avoir (trop) mal et être confortable dans sa vie de femme. Pas toujours simple.

La pilule ne suffit pas toujours à calmer les douleurs. Lorsqu'elles persistent, alors il faut mettre les ovaires encore plus au repos, comme pendant la ménopause. Il s'agit d'une ménopause temporaire, chimique, que l'on prescrit pendant plusieurs mois, voire plusieurs années. Les symptômes de la ménopause, vous en avez entendu parler autour de vous : ce sont les bouffées de chaleur, qui vous prennent n'importe quand dans la journée, les sueurs nocturnes qui font que l'on se réveille dans des draps trempés, une fatigue physique, psychique et sexuelle, une prise de poids… Heureusement, un traitement complémentaire hormonal sera prescrit pour en limiter les effets.

Mais ces traitements ont aussi un gros inconvénient lorsque l'on veut faire un bébé : ils sont contraceptifs. Je veux un enfant et le docteur me prescrit la pilule : on marche sur la tête !

Lorsque le désir d'enfant survient, le plus simple est que la grossesse survienne naturellement, car avec la grossesse, plus de règles, et les douleurs vont progressivement disparaître. Le rêve.

Souvent, la pilule a été prescrite à l'adolescence pour des règles douloureuses. Quand on décide de l'arrêter dans le but de fonder une famille, les douleurs réapparaissent. Pour certaines, c'est lors de l'arrêt de la pilule qu'elles découvrent les douleurs d'endométriose, s'aggravant cycle après cycle, devenant permanentes, rendant les rapports sexuels douloureux et donc moins fréquents. Si la grossesse n'arrive pas, il faudra prendre ces traitements qui empêchent la survenue d'une grossesse spontanément et recourir à une assistance médicale à la procréation (AMP).

Lorsqu'existe une endométriose, il faut essayer d'obtenir la grossesse le plus rapidement possible. Tous les traitements pour aider à concevoir vont avoir tendance à aggraver l'endométriose, surtout s'ils sont répétés. Mais encore faut-il que le diagnostic ait été posé. Trop souvent, c'est lors d'une consultation d'infertilité, donc après plusieurs mois ou même années, que le diagnostic est évoqué. Il faudra prendre du temps pour confirmer le diagnostic. Parfois, il faudra temporiser avant de pouvoir débuter les traitements de l'infertilité, car la maladie est trop avancée. La présence de kystes d'endométriose sur les ovaires peut gêner le traitement qui, de plus, va faire encore grossir ces kystes. Une intervention chirurgicale ou une mise au repos des ovaires sera parfois décidée, retardant encore le moment qui permettra de débuter l'AMP.

Comme il faut éviter de répéter les traitements, que l'endométriose entraîne souvent des adhérences entre les organes génitaux internes, empêchant la survenue d'une grossesse spontanée, c'est le plus souvent une fécondation *in vitro* (FIV) qui sera d'emblée proposée au couple.

Celle-ci permet la rencontre, au laboratoire, entre l'ovule (ou ovocyte) et le spermatozoïde, ce qui conduit à la formation d'un embryon que l'on replacera ensuite dans la cavité utérine. Afin d'augmenter les chances de grossesse, on propose une stimulation ovarienne pour obtenir plusieurs ovules en une seule fois, alors que naturellement, il n'y a qu'un seul ovule produit à chaque cycle féminin. On pourra obtenir ainsi plusieurs embryons, qui pourront être replacés les uns après les autres.

Les chances de succès de la FIV ne sont pas très élevées. En moyenne, on estime qu'une tentative de FIV sur cinq permettra le retour à la maison avec le bébé. Ces chiffres varient fortement d'un couple à l'autre, car les chances dépendent beaucoup de l'âge de la future maman. Lorsque la réserve en ovocytes commence à s'épuiser et que l'on s'approche de la quarantaine, les chances de grossesse peuvent être inférieures à 5 %.

La stimulation ovarienne va nécessiter des injections hormonales quotidiennes, faites soit par une infirmière, soit par la patiente ou son conjoint, pour forcer chaque ovaire à produire plusieurs ovules. L'objectif est d'en avoir entre 10 et 15. La dose est choisie en fonction du bilan hormonal et échographique réalisé préalablement à la FIV. Le traitement débute en général à partir du deuxième jour des règles, et peut être précédé par un prétraitement, lorsque les cycles sont naturellement longs ou absents, afin de déclencher les règles. Deux ou trois échographies (par voie vaginale, habituellement) seront réalisées pendant la stimulation, qui va durer une dizaine de jours. L'échographie mesure la taille et le nombre de follicules, dont chacun contient un ovule qui, lui, n'est pas visible à l'échographie. Trois à six prises de sang sont prescrites pour surveiller les taux d'hormones. Les résultats sont transmis quotidiennement au médecin qui suit la stimulation, afin qu'il adapte les doses du traitement et surveille la réponse ovarienne. Si celle-ci est trop faible, il sera parfois nécessaire d'arrêter la stimulation et de la reprendre deux ou trois cycles plus tard, à une dose plus forte.

En FIV, il faut également, pendant la surveillance de la stimulation, empêcher la survenue d'une ovulation spontanée. Si une ovulation spontanée survenait (on s'en rend compte avec les résultats des prises de sang), il n'y aurait plus d'ovules dans l'ovaire au moment du recueil ovocytaire. Une deuxième injection quotidienne est donc prescrite afin d'empêcher l'ovulation spontanée (on appelle cela un protocole « court »). Pour conduire cette drôle de machine, il faut en permanence un pied sur l'accélérateur et un pied sur le frein. Pas toujours commode.

Dans certains cas d'endométriose, les ovaires sont mis au repos avant de débuter la stimulation, il n'y a plus de cycle, et un traitement hormonal est donné afin de déclencher les règles et pouvoir ainsi débuter la stimulation (on appelle cela un protocole « long »).

Parfois, la réponse ovarienne est excessive, on parle d'hyperstimulation ovarienne, ce qui peut conduire à arrêter la stimulation, mais le plus souvent, dans ce cas, on réalise le recueil ovocytaire et l'on attend le cycle suivant que les ovaires aient repris une taille normale avant de transférer les embryons dans l'utérus. Dans ce cas, ils sont tous cryopréservés, c'est le terme technique pour parler de congélation embryonnaire.

Lorsque les follicules sont « mûrs », une dernière injection va déclencher le processus d'ovulation, qui va durer environ 36 heures, temps au cours duquel les ovocytes vont achever leur maturation. On considère généralement que les follicules sont mûrs lorsqu'au moins trois follicules ont atteint la taille de 17 millimètres.

34 à 36 heures après le déclenchement de l'ovulation a lieu le recueil ovocytaire. C'est une intervention chirurgicale, qui obéit donc aux règles de sécurité obligatoires

pour toute opération. Une consultation préalable avec un anesthésiste est programmée, et l'intervention aura le plus souvent lieu sous anesthésie générale, car il s'agit d'un geste d'autant plus douloureux qu'il est réalisé chez des femmes qui souffrent avant même d'avoir commencé le traitement de stimulation. Une anesthésie locale est possible, mais dans mon expérience, les patientes souffrant d'endométriose qui ont rencontré les deux situations préfèrent le recours à l'anesthésie générale.

L'intervention a lieu au bloc opératoire, en hôpital de jour (entrée et sortie le même jour). Pendant que les ovocytes sont recueillis, le conjoint se rend au laboratoire pour le recueil des spermatozoïdes. Là, pas besoin d'anesthésie, Monsieur reçoit des consignes pour que le recueil se passe dans les meilleures conditions possibles. C'est, entre autres, pour cette raison qu'un recueil de sperme est fait quelques semaines avant la FIV, une sorte d'examen préalable, afin de s'assurer que l'on disposera de suffisamment de spermatozoïdes et que l'on ne rencontrera pas de difficultés le jour du recueil des ovocytes. Il faut également s'assurer avant la FIV que le sperme ne contienne pas de microbes.

Parfois, les spermogrammes préalables auront montré un nombre trop faible de spermatozoïdes, nécessitant un recours à des techniques particulières de FIV comme l'ICSI (injection intracytoplasmique du spermatozoïde), voire une congélation préalable du sperme, pour qu'en cas d'absence de spermatozoïdes le jour J (ça arrive), il y ait une solution de secours ! En cas d'ICSI, c'est le biologiste qui va forcer le spermatozoïde à pénétrer dans l'ovule, alors que naturellement (ou en FIV classique), c'est le spermatozoïde le plus rapide qui va rentrer dans l'ovule et « fermer la porte » à ses petits camarades. D'autres techniques particulières, comme l'IMSI, sont proposées dans certains centres : il s'agit une FIV avec ICSI, mais les spermatozoïdes sont choisis avec un plus fort grossissement au microscope.

Trois ou cinq jours après le recueil des ovocytes, un certain nombre d'embryons sont obtenus et vont pouvoir être replacés dans l'utérus maternel : c'est le transfert embryonnaire. Cet acte ne nécessite pas d'anesthésie et se déroule dans une salle proche du laboratoire. Il a lieu le plus souvent la vessie pleine sous échographie, le remplissage de la vessie permettant de mieux voir l'utérus et de guider le geste du médecin. Le transfert est un acte rapide qui ne nécessite en général pas plus d'une dizaine de minutes. Le biologiste choisit sous son microscope l'embryon à transférer. S'il dispose d'une caméra, il est possible de montrer au couple, sur un écran, l'embryon que l'on va transférer. En général, on privilégie le transfert d'un seul embryon, le transfert de deux embryons pouvant conduire à une grossesse gémellaire dont le suivi et l'issue ne sont pas toujours favorables.

Comme indiqué plus haut, l'objectif est d'obtenir une dizaine d'ovocytes. En moyenne, sur dix ovocytes, sept ou huit vont être fécondés par le spermatozoïde le lendemain du recueil. Au bout de trois jours, il va en rester, toujours en moyenne, quatre ou cinq. Après cinq jours, les embryons prennent alors le nom de blastocystes, il va en rester un ou deux. Il s'agit d'une sélection naturelle, et plus on va transférer tard, plus les embryons auront été sélectionnés, plus ils auront de chances de s'implanter dans l'utérus. C'est à chaque fois une discussion entre le gynécologue, le biologiste et le couple qui s'établit pour décider du meilleur jour pour transférer et pour choisir le nombre d'embryons à implanter.

Ce n'est jamais simple, car il s'agit toujours d'une situation unique, pour un couple unique, et la décision prise pour un couple peut être différente à chaque fois en tenant compte des résultats de la tentative en cours, des tentatives antérieures le cas échéant, des chances de grossesse du couple, de l'existence ou non d'une malformation ou d'une cicatrice sur l'utérus.

Lorsqu'il y a peu d'ovocytes recueillis et peu d'embryons obtenus, on préfèrera un transfert précoce à trois jours (parfois même à deux jours), car attendre cinq jours risque de conduire à une absence de transfert, aucun embryon n'ayant réussi à se développer jusqu'au stade de blastocyste. Lorsqu'il y a trop d'ovocytes recueillis (hyperstimulation ovarienne), on réalisera une congélation de tous les embryons obtenus (ou « freeze all » en anglais), et l'on attendra un cycle pour transférer les embryons congelés.

Après cinq jours, les blastocystes qui n'ont pas été transférés pourront, si le couple l'a demandé, être cryopréservés. Les embryons ne peuvent pas être gardés en culture plus de six jours, car le sixième jour survient « l'éclosion », l'embryon doit alors être déjà dans la cavité utérine pour pouvoir s'implanter et continuer son développement. Pour une femme âgée de moins de 30 ans, si l'on obtient deux embryons au stade de blastocyste, il y a 50 % de chances qu'une grossesse survienne en transférant un seul embryon et en congelant l'autre.

En cas d'échec de la tentative, les embryons congelés pourront être transférés le cycle suivant, ou lorsque le couple se sera remis, physiquement et psychologiquement, de l'échec. Lorsque la tentative réussit, les embryons cryopréservés pourront être transférés quelques années plus tard, sans avoir à refaire le parcours éprouvant décrit ci-dessus. En général, le transfert d'embryon congelé ne nécessite qu'un traitement hormonal, pris par la bouche, et peut même parfois être réalisé en cycle naturel.

En l'absence d'embryon ayant pu être transféré, une nouvelle tentative pourra être proposée trois mois plus tard si l'endométriose n'est pas redevenue trop douloureuse.

Parfois, malgré le traitement, l'augmentation des doses d'hormones et la répétition de la tentative, il ne sera pas possible d'obtenir des embryons. Lorsque l'ovaire ne contient plus suffisamment d'ovules, il faudra s'orienter vers d'autres types d'assistance à la procréation, et avoir recours à une donneuse d'ovocyte. Le don d'ovocytes prend lentement son essor en France, du fait d'une législation contraignante, qui s'est maintenant assouplie, mais le manque de donneuses ne permet toujours pas de subvenir aux besoins.

J'ai essayé avec des mots simples d'expliquer le parcours d'une FIV vu du côté du médecin. Sandy vous a raconté son propre parcours long et difficile, finalement couronné de succès. Chaque histoire est unique, et cette aventure chaque fois différente, avec ses succès, ses échecs, donne la force de continuer ce métier merveilleux, où l'on partage d'une façon si profonde et si intense une tranche de vie qui reste à jamais gravée dans nos mémoires.

Dr O. Besse

25

Premier rendez-vous de PMA

Le 16 novembre 2015, soit environ deux mois et demi après mon opération, nous avions rendez-vous pour la première fois au centre de PMA. Cela faisait plusieurs semaines que nous attendions avec impatience ce rendez-vous, mais le jour J, nous étions stressés à l'idée que le spécialiste nous annonce que nous ne pourrions jamais avoir d'enfant.

Nous étions arrivés bien en avance, à 16 h 45, alors que notre rendez-vous était prévu à 18 h 30. Nous passâmes à 19 h 45, mais cela importait peu : nous repartîmes confiants pour l'avenir.

Nous eûmes un très bon contact avec le spécialiste, qui se montra plutôt positif, il ne nous promettait pas une réussite dès le premier protocole FIV, mais il était confiant pour la suite. Il nous expliqua que le plus compliqué serait de choisir le bon dosage hormonal, en raison de mes ovaires polykystiques, mon endométriose et mon poids, car j'étais très menue.

J'étais tellement émue en voyant tous les faire-part de naissance dans son bureau ainsi que dans le bureau de sa secrétaire ! Tellement heureuse aussi de voir enfin Jérôme sourire comme je ne l'avais pas vu depuis un long moment, ça faisait du bien au moral !

Nous repartîmes de là-bas à 21 heures, souriants, émus, déterminés, regonflés à bloc, impatients de commencer le protocole FIV, qui était prévu en janvier ou février.

Nous y croyions. Nous aussi, nous allions avoir notre bout de chou. Nous étions prêts à tout pour devenir parents, quitte à recevoir un don d'ovocytes si les FIV ne fonctionnaient pas.

Avant le premier protocole de FIV, nous dûmes prendre rendez-vous avec le biologiste du centre et prévoir pour cet entretien :

- la demande d'AMP, sachant qu'il fallait attendre un mois minimum (délai de réflexion) pour obtenir un rendez-vous avec le biologiste ;
- l'ordonnance pour la FIV ;
- les résultats des sérologies hépatiques B et C, VIH et syphilis ;
- les attestions de prise en charge à 100 % (CPAM) ;
- des photocopies de nos deux pièces d'identité ;
- deux photos d'identité récentes.

Je dus également prendre rendez-vous avec le médecin anesthésiste du centre de PMA concernant la ponction folliculaire prévue sous anesthésie générale.

Il nous transmit tout un dossier récapitulant le déroulement des protocoles FIV dans le centre, la ponction, le transfert, ainsi que les risques liés aux fécondations *in vitro,* comme l'hyperstimulation ovarienne, les torsions d'annexes (trompe et ovaire)… afin que nous commencions le protocole en connaissance de cause.

Comment préparer votre première consultation en PMA :

- ★ Organisez-vous pour être présents tous les 2 (projet de couple).
- ★ Préparez tout votre dossier médical en rangeant et classant les différents examens.
- ★ Notez auparavant toutes vos questions pour ne rien oublier le jour J.
- ★ Informez-vous au préalable sur les différents protocoles pour comprendre plus facilement les explications de votre médecin.

26

Portes ouvertes PMA

Le samedi 12 décembre 2015, nous allâmes aux portes ouvertes du centre de PMA, car les praticiens organisaient une journée d'information gratuite au grand public.

Dédiée à la fertilité, cette journée avait pour objectif de permettre de mieux appréhender la fertilité et ses troubles, tant sur le plan médical que dans le cadre d'approches complémentaires. C'était l'occasion de discuter avec les gynécologues et les biologistes du centre.

Nous avons beaucoup apprécié que l'équipe médicale soit aussi ouverte aux médecines alternatives. Nous rencontrâmes, au sein de petits stands et lors de mini-conférences :

- deux psychologues ;
- un sexologue ;
- une addictologue ;
- deux ostéopathes ;
- un acupuncteur ;
- deux nutritionnistes ;
- un hypnotiseur ;
- une hypnothérapeute ;
- une sophrologue.

Chaque professionnel a abordé les apports potentiels de sa discipline dans le cadre d'une prise en charge de l'infertilité.

Nous y restâmes toute la journée pour voir tous les professionnels, nous appréciâmes vraiment les témoignages des couples qui racontèrent leur prise en charge présente ou passée en évoquant l'impact sur leur vie familiale, professionnelle, sociale, etc.

C'était tellement émouvant, l'un des couples nous raconta son parcours qui avait commencé par des fausses couches à répétition, pour se terminer deux ans plus tard par une FIV victorieuse, et ce sous le regard bienveillant de leur gynécologue.

Je demandai à leur parler ensuite, car j'avais des questions à leur poser et je souhaitais les remercier de s'être livrés à nous.

Lors de cette journée, et en s'étant inscrit à l'avance, il était possible de visiter par groupe de dix personnes le laboratoire de biologie de la reproduction ; les biologistes et techniciens faisaient la visite guidée. Pour éviter toute contamination, nous étions équipés de combinaisons blanches et de surchaussures. C'était passionnant de découvrir l'envers du décor, lieu hautement symbolique dans les parcours des infertiles.

Nous gardons un bon souvenir de cette journée très bien organisée par l'équipe de la PMA, les professionnels étaient disponibles, à l'écoute ; les mini-conférences très intéressantes, l'essentiel a été dit par chaque praticien, le fait de rencontrer les médecins du centre de PMA en dehors de leur bureau instaure un climat de convivialité, d'échange en toute transparence.

Comment concilier médecine conventionnelle et médecine alternative :

- ★ Ne renoncez pas à la médecine conventionnelle.
- ★ Informez-vous sur les différentes médecines alternatives.
- ★ Tenez votre médecin au courant des traitements complémentaires.
- ★ Dites à votre praticien quels sont le protocole et le traitement hormonal que vous a prescrits votre spécialiste de la fertilité.
- ★ Gardez les pieds sur terre pour éviter les faux espoirs.

27

Entre espoir et déception

En attendant, les mois défilaient, chaque matin, je voyais mon reflet dans le miroir et mon regard se portait sur mon ventre si plat, si vide, si inutile.

J'apprenais de nouvelles grossesses dans mon entourage, à chaque fois c'était une douleur supplémentaire qui s'abattait sur moi, je les enviais tellement !

Pourquoi eux et pas nous ?

On devait aussi faire face à la maladresse de l'entourage qui ne comprenait pas ce que l'on vivait, car eux avaient eu la chance de ne pas avoir à affronter de telles épreuves.

Que dire des personnes qui nous disaient d'oublier, de penser à autre chose, alors qu'elles-mêmes ne passaient pas un jour sans parler de leurs enfants ?

Je ne compte même plus le nombre de fois où l'on nous a dit :

« Parfois, si l'on pense à autre chose, ça vient tout seul ! »

« Tomber enceinte, c'est souvent psychologique, il ne faut pas trop y penser. »

« Pense à autre chose, vis ta vie. »

Ces personnes savaient pourtant que j'étais atteinte d'endométriose et que j'avais les ovaires polykystiques… Bref, seules les personnes ayant affronté le parcours de PMA pouvaient comprendre ce que l'on endurait au quotidien.

De temps en temps, on imaginait ce que serait notre vie avec un enfant.

Je croisais des femmes enceintes et je me disais qu'un jour, moi aussi, je l'aurais, mon gros ventre. Je rêvais de le voir s'arrondir au fil des mois, de sentir mon bébé bouger… C'était de tout cela que je rêvais, je rêvais d'être maman, nous rêvions d'être parents.

Quand on commence un parcours de PMA, les rapports sexuels deviennent complexes et particuliers, et ce, pour plusieurs raisons.

En effet, lorsqu'on a un désir de grossesse, on sait qu'en faisant l'amour, on a de fortes chances de tomber enceinte, mais quand on est infertile, on sait pertinemment qu'il n'y aura aucune fécondation. Quel intérêt, alors ?

Lors des portes ouvertes, le sexologue a abordé ce sujet lors d'une mini-conférence, il nous a expliqué qu'il ne fallait pas mélanger plaisir et PMA. Certes, la frontière est délicate, mais faire l'amour, c'est avant tout donner et recevoir du plaisir.

Noël 2015

Cela faisait un mois que nous savions que nous allions commencer les FIV. Nous n'avions pas le cœur à la fête, nous étions isolés, seuls, dans notre bulle. Je n'avais toujours pas repris contact avec ma famille. Nous ne fêtâmes ni Noël ni la nouvelle année. Je ne voulais pas de sapin.

Pour moi, cette fête représentait avant tout le bonheur des parents admirant les yeux émerveillés de leurs enfants.

1er janvier 2016

Une nouvelle année commençait avec un protocole de FIV en cours.

Notre objectif : devenir parents !

La PMA peut détruire des couples, comme des amitiés et/ou des liens familiaux.

Comment soutenir votre entourage :

★ Informez-vous un minimum sur les différents protocoles.

★ Prenez des nouvelles.

★ Sachez l'écouter et respecter ses silences.

★ Acceptez ses absences lors des repas familiaux, rassemblements entre amis.

★ Prenez du temps pour elle et faites-lui plaisir (proposez-lui une sortie, faites-lui un bon repas…).

★ Apprenez à tourner sept fois votre langue dans la bouche : véritables coups de poignard en plein cœur, certaines remarques ou maladresses de l'entourage engendrent un profond sentiment de souffrance, voire de culpabilité.

28

FIV n° 1

Notre premier protocole FIV commença le lendemain de Noël, soit le 26 décembre 2015. Ce fut un protocole long.

Pour commencer, je devais prendre un traitement hormonal sous forme de spray nasal à pulvériser dans une narine le matin, puis dans l'autre le soir, afin de mettre au repos mes ovaires et bloquer le risque d'ovulation spontanée ; pour d'autres femmes, on leur injecte un médicament pour bloquer l'ovulation. L'avantage du spray nasal est que le geste est indolore. En revanche, l'inconvénient, c'est que le produit donne envie d'éternuer pendant plusieurs minutes, ce qu'il ne faut, bien sûr, pas faire.

Le 7 janvier 2016, je fis une prise de sang au laboratoire d'analyses pour connaître mon taux d'œstradiol ; si le résultat de cet examen le permettait, je devais prévenir le secrétariat du docteur et commencer les injections d'hormones, tout en continuant le spray nasal pour éviter une ovulation spontanée.

Ce fut le cas, et après avoir contacté la secrétaire, je pus débuter la phase de stimulation hormonale, cette étape ayant pour objectif de stimuler les ovaires et de favoriser le développement simultané de plusieurs follicules.

Les injections d'hormones se font en sous-cutané, à l'aide de stylos injecteurs.

Je pouvais soit les faire moi-même, soit demander à Jérôme, ou bien faire appel à une infirmière à domicile. Nous choisîmes cette option, car nous ne nous sentions pas capables d'y arriver, se piquer n'est pas un geste naturel, nous n'étions déjà pas à l'aise avec les piqûres et nous voulions être sûrs que le traitement soit administré correctement.

Une infirmière vint donc à la maison tous les soirs à heure fixe, car les injections devaient être faites entre 18 heures et 20 heures précisément. Le dosage d'hormones était de 187,5 par injection.

La stimulation hormonale me provoqua des effets secondaires tels que :

- troubles digestifs (ballonnements, nausées) ;
- fatigue ;
- maux de tête ;
- bouffées de chaleur ;
- douleurs lombaires ;
- jambes lourdes ;
- troubles de l'humeur.

Tout au long de ce protocole, je dus faire plusieurs prises de sang au laboratoire, et mon gynécologue réalisa trois échographies de monitoring pour vérifier la réponse ovarienne au traitement de la stimulation. Cette surveillance permet d'ajuster la dose et la durée du traitement pour chaque femme de façon précise (toutes les 24 ou 48 heures).

Tout était bien organisé, j'avais une fiche sous forme de tableau répertoriant mes traitements, les résultats d'analyses, le nombre de follicules lors de chaque échographie…

Ma dernière échographie montrait un follicule mature à l'ovaire gauche et quatre à l'ovaire droit.

Maintenant, c'était au spécialiste de décider si la ponction pouvait avoir lieu ou non.

Il est important de savoir que le nombre minimum de follicules matures nécessaires pour la ponction ovocytaire dépend du centre de PMA. Certains se limitent à quatre, d'autres en demandent six... Dans mon cas, c'était tout juste, mais assez pour procéder à la ponction.

L'infirmière vint me faire une dernière piqûre pour le déclenchement de l'ovulation le samedi soir à 22 h 15, un horaire précis fixé par le spécialiste, car la ponction était programmée pour le surlendemain, le lundi 18 janvier, soit 36 heures après l'injection.

La veille au soir de l'intervention, je pris une douche à la bétadine, comme me l'avait demandé le centre de PMA, j'étais à jeun depuis minuit pour l'anesthésie générale qui m'attendait. Jérôme, quant à lui, devait boire deux litres d'eau la veille au soir.

Nous arrivâmes très tôt à la polyclinique, à 6 h 30, car nous avions peur que les routes soient verglacées et nous ne savions pas à quel moment j'allais passer, le gynécologue m'ayant rajouté sur le planning à la dernière minute le samedi précédent.

On me fit entrer dans une chambre individuelle à 8 h 45, l'infirmière vint me chercher à 9 h 15 pour partir au bloc opératoire. Jérôme partit de son côté effectuer le recueil de sperme au laboratoire d'AMP du centre.

Nous étions plusieurs femmes à attendre notre tour, apparemment, il y avait neuf ponctions. Une dame était à côté de moi : je discutai avec elle en lui expliquant que c'était ma première ponction et que j'appréhendais, elle me rassura en m'affirmant que tout allait bien se passer. La pauvre, elle en était déjà à sa quatrième FIV.

Pourtant, quand je lui demandai combien elle avait de follicules, elle me répondit en avoir environ seize. Contrairement à elle, je lui précisai que j'en avais peu. L'infirmière se joignit à elle pour me rassurer : il suffisait d'un seul !

J'espérais tellement que tout se passe bien ! J'en avais les larmes aux yeux.

Le spécialiste arriva et me salua.

— Prélevez-moi plein de beaux follicules.

— Oui, répondit-il en souriant. Plein.

C'était mon tour, j'entrai dans le bloc. Je commençai à angoisser pendant que tout le monde se préparait à la ponction. Nous discutâmes de mon endométriose, de ma ménopause artificielle, de ma souffrance depuis l'âge de mes dix ans, de mes complications post-opératoires… Ils avaient tous l'air touchés par mon parcours et l'anesthésiste me chuchota : « Ne vous inquiétez pas, cette année sera une bonne année pour vous ! »

L'anesthésiste me dit de bien respirer et… je me réveillai en salle de réveil. Je leur demandai de surélever ma tête pour essayer d'émerger.

Ce que je déteste dans les anesthésies générales est le fait de ne pas réussir à contrôler son corps ; être dans les vapes me fait angoisser, car j'ai l'impression que je ne vais plus réussir à me lever…

On me ramena dans la chambre où Jérôme m'attendait.

Il me parlait, mais j'avais du mal à lutter contre le sommeil ; je piquais du nez toutes les cinq minutes. Je peux vous dire que je n'ai rien utilisé de tout ce que j'avais emmené !

Même mon portable me fut inutile. J'étais bien trop dans le coaltar pour réussir à faire quoi que ce soit.

J'eus envie de faire pipi dès mon retour dans la chambre. Ce n'était pas pratique, puisque je m'autosondais. J'appelai une infirmière, qui m'accompagna jusqu'aux toilettes pour m'aider à me déplacer. Heureusement, j'arrivai seule à m'autosonder.

De retour dans le lit, on m'apporta une collation en me disant que le gynécologue passerait me voir avant 14 heures. S'il ne pouvait pas passer, il faudrait que j'aille à son cabinet pour avoir les résultats de la ponction.

À 14 heures, le gynécologue n'était toujours pas arrivé, alors nous rejoignîmes son cabinet. Sur le chemin, Jérôme me dit que dans l'hypothèse où il n'y aurait aucun follicule, il m'aimait, et qu'on recommencerait jusqu'à y arriver.

Le docteur nous annonça qu'il avait prélevé six follicules, j'avais donc six ovocytes. J'en avais les larmes aux yeux, j'étais soulagée du résultat. Je ne m'attendais tellement pas à ça ! Le spécialiste était également content, puisqu'à ma dernière échographie, on ne voyait que quatre follicules, éventuellement cinq, mais sans certitude, car il pensait que c'était un kyste d'endométriose, vu sa grosseur…

J'étais épuisée, mais je n'avais pas fait tout ça pour rien !

Bien sûr, tout n'était pas gagné. Nous devions maintenant patienter pour connaître le nombre d'ovocytes fécondés, puis attendre de savoir si les embryons en culture se développaient correctement.

Nous rentrâmes à la maison à 16 heures. La journée avait été longue, surtout que nous nous étions levés le matin à 4 h 30. Je profitai de la fin d'après-midi pour me reposer.

Côté traitement, je devais mettre des ovules de progestérone matin, midi et soir pendant 15 jours à partir du soir même ; le docteur m'avait également prescrit du paracétamol en cas de douleurs et un antispasmodique à prendre sous forme de deux comprimés trois fois par jour pendant cinq jours.

20 janvier 2016

Nous étions à J2, cela faisait 48 heures d'incubation, j'appelai le laboratoire, la biologiste m'informa qu'il restait un seul embryon, mais qu'il fallait attendre le samedi, soit J5 (stade blastocyste), pour savoir si le transfert aurait lieu ou non.

23 janvier 2016

Malheureusement, ce premier protocole fut un échec.

La biologiste nous appela dans la matinée pour nous informer que notre embryon n'avait plus évolué depuis J3 ; il n'y aurait donc pas de transfert, il était inutile que nous nous déplacions. C'est Jérôme qui répondit au téléphone, j'étais derrière lui, impatiente d'avoir la réponse.

« Alors, alors ? »

Il me fit signe que non, l'embryon n'avait pas survécu.

On allait devoir tout recommencer trois mois plus tard. Je balançai mon livre à travers la pièce et je m'écroulai en pleurant dans mon oreiller. Jérôme tenta de me réconforter et de rester optimiste en me disant que la stimulation hormonale avait quand même produit des embryons ; la prochaine fois serait la bonne.

À la suite de cet échec, notre docteur nous téléphona en début d'après-midi pour prendre des nouvelles. Il voulut se montrer encourageant en me disant que ce serait mieux la prochaine fois… Son appel me fit chaud au cœur.

Une semaine après la ponction, j'avais toujours le moral à zéro, la chute d'hormones devait aussi y être pour quelque chose.

De son côté, Jérôme était soutenu par ses collègues de travail et ses supérieurs hiérarchiques. Tout le monde, à son travail, connaissait notre parcours. En revanche, il ne souhaitait pas en parler avec moi, préférant même éluder le sujet.

Après cet échec, mes règles revinrent en force. Jérôme dut aller m'acheter des protections hygiéniques, car je n'avais pas ce qu'il fallait sous la main, je n'avais pas prévu leur retour…

Le 24 février 2016, mon gynécologue m'annonça qu'il allait me remettre pendant trois mois sous ménopause artificielle pour éviter à l'endométriose de se propager, il me prescrivit de nouveau une injection de Gonapeptyl® à faire le 4 mars 2016.

Nous ne pûmes donc pas essayer naturellement de faire un enfant, ce qui fut dur à accepter et très frustrant.

Tout au long de mon parcours de PMA, j'écoutais des chansons qui m'émouvaient et m'émeuvent encore. Trois titres me tenaient particulièrement à cœur : *FIV'heure,* de Charlotte Marin, *En cloque,* de Renaud, et *Je veux un enfant,* de Brigitte.

Je continuais également à écrire comme un journal de bord sur les groupes dédiés aux *endogirls* et fivettes, en racontant jour après jour mes espoirs et désespoirs.

Comment digérer l'échec d'une FIV :

- ★ Laissez-vous du temps.
- ★ Autorisez-vous à être triste.
- ★ Gardez espoir, n'abandonnez jamais.
- ★ Ne vous dévalorisez pas.
- ★ Prenez soin de vous.
- ★ Confiez-vous auprès de proches bienveillants et compréhensifs.
- ★ Évitez les personnes critiques et négatives.
- ★ Rejoignez les forums dédiés à la PMA.
- ★ Ayez des projets en parallèle (mariage, travaux, déménagement, voyage…).

29

Notre changement d'alimentation

Cela faisait quelques semaines que nous avions commencé à changer notre alimentation, arrêtant les plats préparés pour privilégier fruits et légumes frais de saison, une alimentation dite « anti-inflammatoire ».

Nous mangions énormément de graines et de fruits oléagineux, que ce soit au petit-déjeuner ou en encas au goûter.

Mon allergologue m'avait diagnostiqué une intolérance au lait de vache qui, cumulée à mon endométriose digestive, aggravait mes troubles intestinaux. Sur ses conseils, je limitai les produits laitiers et remplaçai notamment la crème fraîche par du lait de coco et le beurre de cuisson par de l'huile d'olive.

De son côté, l'urologue me demanda de boire de l'eau enrichie en calcium pour compenser la suppression des produits laitiers ; je choisis l'eau Courmayeur®.

Je n'entrerai pas dans les détails concernant ce sujet, je laisse Fabien Piasco, diététicien auteur du livre *L'Alimentation anti-endométriose,* vous en parler au chapitre suivant, si vous aussi vous souhaitez changer votre alimentation.

30

Témoignage de Fabien Piasco, diététicien et auteur du livre *L'Alimentation anti-endométriose*

Pourquoi ai-je été amené à écrire un livre sur l'alimentation et l'endométriose ?

On me pose souvent toutes sortes de questions sur ce choix… Pourquoi un homme ? Avez-vous dans vos proches une femme atteinte d'endométriose ? Qui vous a demandé la rédaction de ce livre ? Les réponses vont peut-être vous surprendre.

En 2011, je commençai à travailler en tant que diététicien-nutritionniste aux thermes de Challes-les-Eaux (Savoie), un établissement spécialisé dans les voies respiratoires et la gynécologie. Au début, j'animais des petits ateliers et faisais parfois quelques consultations, souvent sur des sujets de nutrition qui ne touchaient pas les curistes… Puis, au fur et à mesure, les choses changèrent. Je fus amené à m'occuper de plus en plus de la nutrition pour des pathologies féminines. Je fus, par exemple, intégré dans l'équipe pluridisciplinaire pour les cures post-cancer du sein.

Il y avait également les cures pour les femmes atteintes d'endométriose. La directrice de l'époque m'avait demandé si je pouvais faire quelque chose dans ce domaine. Je lui répondis que oui, sûrement, puisque c'est une maladie inflammatoire et que l'alimentation peut beaucoup jouer sur ce plan. Donc au début, mon approche était basée sur une alimentation à visée anti-inflammatoire (je reviendrai sur ce point).

Puis je commençai à chercher dans les bases de données scientifiques des éléments sur la nutrition et l'endométriose. Je trouvai en effet des études : sur les oméga-3, la viande rouge, etc. C'était un bon début. Je commençai donc à donner des conseils basés sur les quelques études que j'avais consultées. Plus le temps passait, plus j'accumulais de données sur le sujet…

C'était une évidence : il fallait écrire un livre sur la nutrition et l'endométriose ! Il n'y avait aucun livre en langue française entièrement dédié à ce sujet. Quand la nutrition était abordée dans des livres traitant d'endométriose, alors elle ne tenait qu'une toute petite partie… Cet ouvrage manquait, et il serait certainement très utile à de nombreuses femmes qui cherchaient désespérément des informations à droite et à gauche, sur Internet ; des informations peu fiables, non scientifiques. Je décidai alors d'écrire un livre basé sur la science.

Ce livre ne me fut donc pas commandé, demandé par quiconque. Il émane de ma propre initiative. Ce fut un gros travail, sans aucune aide financière, aucun sponsor, ni quoi que ce soit, en dehors de mon temps de travail. Il me fallut pas moins de trois ans pour réaliser ce projet : faire toutes les recherches dans les bases de données scientifiques, lire toutes les études (en anglais !), trier les informations et élaborer un plan. Les études sur le lien entre alimentation et endométriose restent néanmoins peu nombreuses. Il s'agit d'études d'observation, pour la plupart, qui ne permettent pas de conclure à un lien de cause à effet. Mais il existe des études sur les animaux, *in vitro* sur des substances présentes dans l'alimentation et pouvant agir sur des mécanismes de l'endométriose ! Je n'arrêtai pas là mes recherches : j'essayai également de trouver des données sur le lien entre perturbateurs endocriniens (présents en grand nombre dans les aliments) et endométriose, entre aliments/nutriments et œstrogènes, etc.

Finalement, après pas mal de retard, mon livre intitulé *L'Alimentation anti-endométriose* fut disponible en juillet 2017. Souhaitant toujours donner des informations actualisées, je fis rééditer le livre plusieurs fois en l'améliorant, en ajoutant de nouvelles données, théories et études. Cela fait maintenant plus de cinq ans que je mène des recherches journalières sur ce sujet ! D'autres livres sont prévus.

L'alimentation anti-endométriose ? Vraiment ?

Le titre *L'Alimentation anti-endométriose* pourrait paraître exagéré, voire erroné, car il n'est pas possible de guérir de l'endométriose grâce à la nutrition. Mais cette dernière est d'une importance capitale. Une étude récente montre que les cytokines inflammatoires augmentent la prolifération et la migration des cellules endométriales.

Or, l'alimentation spécifique, telle que celle présentée dans le livre, permet de réduire les cytokines proinflammatoires. Dès lors, on peut imaginer qu'en diminuant l'inflammation par l'alimentation, on pourrait donc jouer sur un des paramètres physiopathologiques de l'endométriose, donc limiter son évolution, la freiner… Nombreux sont les témoignages de femmes qui sont nettement soulagées par une approche nutritionnelle ! Certaines ne prennent d'ailleurs plus de traitement ou ont fortement réduit leur consommation d'antalgiques et d'anti-inflammatoires. D'autres ont vu leurs lésions régresser, voire disparaître à l'IRM…

L'état des lieux sur les connaissances scientifiques sur le lien entre alimentation et endométriose

Il n'existe pas autant d'études que pour les maladies cardiovasculaires, le diabète ou autres maladies métaboliques, mais les recherches sur la nutrition et l'endométriose existent. Il y a peu d'études d'intervention (celles qui ont le meilleur taux de preuve), surtout des études d'observation, lesquelles ne permettent pas de conclure à un lien de cause à effet. Mais elles constituent de bons indices pour des recherches à venir.

Deux études ont montré que la consommation de viande rouge était associée à une augmentation du risque. Une pour la charcuterie. Ces deux catégories seraient donc à éviter/limiter fortement. Au contraire, deux études ont suggéré que les apports en fruits et légumes étaient inversement corrélés au risque. Il faut donc encourager leur consommation !

La composition en acides gras de l'alimentation a aussi été observée : les oméga-3 EPA et DHA (présents dans les poissons gras) sont associés à une baisse du risque, alors qu'il est augmenté pour les acides gras trans (fritures, produits industriels) et l'acide palmitique (palme et graisses animales). Rien de bien surprenant, mais des conseils basiques peuvent déjà en découler.

Une étude italienne auprès de 207 femmes atteintes d'endométriose révéla qu'une diète excluant le gluten permettait de diminuer de façon drastique les douleurs et d'améliorer la qualité de vie pour 75 % d'entre elles. C'est-à-dire trois femmes sur quatre ! Il existe des hypothèses quant à l'effet du gluten ; elles sont détaillées dans mon livre. Cependant, il faut essayer de mettre en place les basiques de l'alimentation anti-inflammatoire en premier lieu, et après avoir vérifié qu'il n'existe pas de maladie cœliaque, on peut tenter l'expérience du sans gluten. Sans tomber dans les pièges des produits manufacturés sans gluten du commerce, car ils ont une piètre valeur nutritionnelle… Il faut composer avec les aliments naturellement exempts de gluten.

Les études *in vitro* et sur l'animal ont montré un réel intérêt pour les oméga-3 EPA, la curcumine du curcuma, épigallocatéchine galate (EGCG, un antioxydant du thé vert). Et bien d'autres encore… Tout ceci permet d'extrapoler des conseils sur des superaliments et certains compléments alimentaires. En fait, l'univers de la nutrition, de la micronutrition et de la phytothérapie regorge de solutions naturelles ! Bien sûr, il faut faire appel à un professionnel qualifié et habitué à leur utilisation, plutôt que de jouer à l'apprenti sorcier.

Des études troublantes sur les perturbateurs endocriniens et l'endométriose sont aussi présentes en nombre.

On peut citer notamment la dioxine, le PCB, les phtalates, les bisphénols et les pesticides. L'exposition se fait principalement par l'alimentation. Bien que le mal soit déjà fait, il est préférable de les éviter, le plus possible, pour qu'ils ne profitent pas à la maladie…

Et une alimentation anti-inflammatoire ?

Au-delà des études citées précédemment, il est possible de construire une alimentation anti-inflammatoire en suivant quelques règles de base. Elles ne sont pas spécifiques à l'endométriose, mais sont valables pour n'importe quelle maladie inflammatoire.

Certains médiateurs de l'inflammation, comme les prostaglandines, sont fabriqués dans l'organisme à partir d'acides gras essentiels (graisses que le corps ne peut pas fabriquer et qui sont donc apportées par l'alimentation). C'est ainsi que les oméga-6 donnent naissance à des prostaglandines très inflammatoires, à partir de l'acide arachidonique présent dans les graisses animales. D'autres oméga-6 en sont les précurseurs et il faut aussi les éviter. On en trouve dans l'huile de tournesol, de pépins de raisin, de maïs, par exemple.

Inversement, les oméga-3 à longue chaîne présents dans les poissons gras (maquereaux, sardines) donnent naissance à des prostaglandines et d'autres molécules anti-inflammatoires. Il existe aussi des oméga-3 précurseurs dans les végétaux : on veillera à utiliser des huiles de colza, cameline et/ou lin. Souvent, les gens se demandent où placer l'huile d'olive.

C'est une huile très pauvre en acides gras essentiels ; elle va donc être neutre. Elle apporte en fait surtout des oméga-9 et des antioxydants, qui eux aussi sont bénéfiques pour lutter contre l'inflammation. Même si c'est physiologiquement un peu plus complexe, on peut donner comme règle de base au régime anti-inflammatoire : oméga-6 pro-inflammatoires et oméga-3 anti-inflammatoires. Il y a aussi d'autres règles, comme limiter le sucre et les produits sucrés, car plusieurs mécanismes dus à l'hyperglycémie aboutissent à de l'inflammation. On veillera aussi à obtenir beaucoup d'antioxydants par l'alimentation, car le stress oxydatif et l'inflammation forment un cercle vicieux. On peut donc conseiller une alimentation basée sur des fruits et légumes colorés, du thé vert (si possible déthéiné bio), des herbes aromatiques (surtout le romarin) et des épices telles que le curcuma et la cannelle de Ceylan (attention : pas toutes les épices, car cela peut avoir des répercussions délétères sur la muqueuse intestinale).

Et en cas d'atteinte digestive ?

Si les troubles digestifs sont très importants, alors il faudra hiérarchiser les objectifs nutritionnels. Cela veut dire que dans un premier temps, l'alimentation aura pour but d'apaiser le système digestif, de diminuer l'inflammation de la muqueuse et de réduire l'hyperperméabilité intestinale. La base est déjà d'avoir un modèle d'épargne digestive qui consiste à consommer des aliments faciles à digérer. On cuira donc tous les fruits et les légumes. On évitera les éléments favorisant la porosité intestinale comme le gluten, l'alcool, le poivre, le piment, le paprika. Le café et les autres aliments torréfiés ou grillés peuvent eux aussi être agressifs pour la muqueuse. Si tout ceci reste insuffisant, on pourra opter pendant un certain temps (généralement 1 mois) pour une diète pauvre en FODMAPs, c'est-à-dire faible en sucres fermentescibles. Ce type d'alimentation a d'ailleurs été étudié chez des patientes atteintes d'endométriose et du syndrome de l'intestin irritable : 72 % d'entre elles ont une amélioration de 50 % des troubles intestinaux après quatre semaines.

Comment agir sur le plan nutritionnel ? Quelles étapes ?

Si l'on part de zéro, il y a énormément de choses à faire. C'est parfois difficile, contraignant, et l'on peut vite abandonner. Il est donc opportun de hiérarchiser ses actions et de bien commencer par le plus simple, le plus évident. Ensuite, on peut, au fur et à mesure, améliorer d'autres choses. Chaque femme a son histoire et va donc progresser à son rythme. Il faut finalement prendre son temps et garder du plaisir pour les repas. En revanche, être trop laxiste et penser que l'alimentation ne fera rien est vraiment une erreur.

Voici les différentes étapes de cette « alimentation anti-endométriose » :

- partir de ce que dit la science sur le lien entre aliments/nutriments et endométriose : éviter/limiter viande rouge et charcuterie, manger très végétal, bien choisir ses acides gras ;

- éviter les perturbateurs endocriniens : faire la chasse au plastique dans l'alimentation, manger bio… ;
- moduler les œstrogènes avec l'alimentation (détails dans le livre) ;
- avoir une alimentation anti-inflammatoire : mettre l'emphase sur les oméga-3, réduire les oméga-6, consommer beaucoup d'antioxydants via des aliments naturellement riches ;
- approche « jusqu'au-boutiste » avec les évictions : gluten, voire gluten et produits laitiers (explications sur les produits laitiers dans le livre). La diète pauvre en FODMAPs peut aussi intervenir avant de basculer totalement sur le régime sans gluten ni produits laitiers ;
- les compléments alimentaires et la phytothérapie à la rescousse.

Exemple d'une journée type (phase ultime du programme : sans gluten ni produits laitiers)

Ceci est un simple exemple (qui contient encore des FODMAPs). Beaucoup d'autres choix sont possibles.

Petit-déjeuner :

- thé vert
- porridge de flocons de millet avec stévia et/ou xylitol, cannelle de Ceylan, lait d'amande ou de chanvre
- banane + morceaux de pomme

- noix de cajou et graines de chia

Midi :

- salade de crudités vinaigrette avec moutarde douce/condiment, huiles olive/colza/cameline, vinaigre de cidre bio, curcuma
- émincés de poulets cuits à l'étouffée
- quinoa à la tomate et aux olives
- entremets au lait végétal et aux pruneaux

Goûter :

- fruit frais de saison
- quelques amandes

Soir :

- salade de lentilles (vinaigrette idem midi)
- filet de truite poché à feu éteint
- julienne de légumes, romarin et huile d'olive
- compotée de poire à la cardamome

En conclusion

Pourquoi ne pas essayer ? Il n'y a rien à perdre et au contraire tout à y gagner ! De nombreuses femmes sont soulagées. Certes, chaque cas est différent. Ce qui réussit à l'une ne sera peut-être pas concluant chez une autre. Mais il serait dommage de ne pas essayer…

Sandy m'a demandé de participer à ce livre, et j'ai accepté avec plaisir. J'ai envie que les femmes sachent que la nutrition peut les aider à lutter contre la douleur. Trop de gens ignorent ce potentiel. Nous sommes ce que nous mangeons… Hormis l'oxygène de l'air, toute la matière qui nous compose vient de ce que nous avons avalé. Il est important de comprendre que le fonctionnement cellulaire dépend de l'assiette ! J'espère que ma petite participation à cet ouvrage encouragera le plus grand nombre à travailler la nutrition, et que les femmes atteintes d'endométriose pourront aller mieux. Je l'espère de tout cœur.

Fabien Piasco

31

Un ras-le-bol général

2 février 2016

Ce soir-là, j'étais envahie d'une immense tristesse et d'une colère noire.

Pourquoi la vie était-elle si injuste ? Pourquoi, à 28 ans, devais-je subir tout ça ?

J'avais travaillé pendant plusieurs années auprès des enfants, jamais je n'aurais imaginé devoir subir autant d'épreuves. J'en avais tellement marre de devoir toujours me battre. Je rêvais tant de pouvoir donner la vie au moins une fois, pouvoir aller chez les gens qui avaient des enfants ou même croiser des familles sans que ça me déchire le cœur !

Depuis plusieurs mois, mon humeur était en dents de scie, mais depuis quelques jours, j'avais le moral à zéro. Je dormais très mal et j'avais énormément pleuré tout le week-end. J'avais beau tenter de m'occuper, d'avancer, je souffrais terriblement.

Je craignais tellement que l'endométriose brise mon rêve de devenir maman.

J'étais terrifiée en pensant à mon avenir en général. Qu'allais-je devenir ?

Comment vous rebooster :

★ Évacuez votre culpabilité.

★ Soyez indulgent avec vous-même.

★ Autorisez-vous à pleurer.

★ Simplifiez-vous la vie.

★ Faites-vous chouchouter.

★ Prenez soin de vous.

★ Faites des choses qui vous procurent du plaisir.

★ Informez-vous sur toutes les médecines alternatives possibles.

★ Évitez les personnes toxiques.

★ Entourez-vous de proches positifs.

32

Préparation pour le second protocole de FIV

11 mars 2016

Pour préparer le nouveau protocole de FIV, prévu quelques semaines plus tard, je réfléchis à ce que Jérôme pouvait faire lui aussi pour mettre toutes les chances de notre côté.

Des fivettes m'avaient dit que leur spécialiste de PMA leur avait prescrit des analyses de sang pour vérifier leur taux de vitamine D. Alors j'appelai mon médecin pour lui demander de nous prescrire une analyse.

J'avais bien fait, nous avions tous les deux une carence, vite compensée par un supplément de vitamines D.

23 mars 2016

Depuis le 26 janvier 2016, la loi sur l'AMP avait été modifiée (article L1225-16 révisé par la loi 2016-41 du

26 janvier 2016, article 87[1]) et précisait qu'il était possible de s'absenter de son travail pour trois examens sans déduction de salaire ni congé. Nous nous renseignâmes sur ce sujet auprès de la DRH du travail de Jérôme ; il obtint a confirmation et fut autorisé à s'absenter pour différents examens du protocole, ce qui nous permit de ne pas perdre trop d'argent.

1. https://www.legifrance.gouv.fr/jorf/article_jo/JORFARTI000031913394

33

FIV 2

Je repris contact avec ma famille lorsque ma mère me téléphona pour m'annoncer qu'elle avait une malformation cardiaque qui pouvait être héréditaire. Je dus prendre rendez-vous chez son cardiologue pour réaliser des examens. Bien sûr, j'avais peur, pour elle et pour moi. Cela favorisa notre rapprochement.

Nous retournâmes consulter le spécialiste de PMA pour discuter du second protocole de FIV. Il voulait changer de traitement hormonal, je lui fis remarquer que j'avais lu sur les groupes d'*endogirls* qu'il présentait de nombreux effets secondaires.

Il sourit à cette remarque et choisit de me prescrire le même traitement qu'au premier protocole, mais avec un dosage hormonal plus élevé : 250 au lieu de 187,5.

Je lui demandai également que le transfert embryonnaire se fasse à J3 et non J5. Il prit en compte mes arguments et accepta ma demande.

Par chance, si plusieurs embryons tenaient jusqu'au transfert, nous souhaitions qu'il nous en transfère deux pour augmenter les chances de grossesse.

Il nous répondit avec émotion qu'il comprenait notre choix, mais était réticent : je risquais d'avoir une grossesse difficile et/ou d'avoir des bébés prématurés, d'autant plus avec mon petit gabarit ; cette même semaine, quatre de ses patientes avaient été hospitalisées en service grossesse à risque, elles risquaient de perdre leurs deux bébés.

2 avril 2016

J'entamai le second protocole, l'infirmière à domicile me fit ma première injection d'hormones.

5 avril 2016

J'eus ma première échographie de monitoring pour vérifier la réponse ovarienne au traitement de la stimulation. Je ne savais pas trop quoi en penser. Les résultats montraient que j'avais six follicules sur l'ovaire droit et seulement un sur l'ovaire gauche.

6 avril 2016

Je fus malade pendant les stimulations hormonales.

Avais-je une gastro-entérite ou étaient-ce des effets secondaires provoqués par le traitement hormonal ?

Pour ne rien arranger, j'avais des douleurs d'endométriose localisées au rectum, comme avant mon opération.

9 avril 2016

Huit jours après le début du protocole, je fis une prise de sang. C'était nécessaire pour vérifier le taux d'hormones, qui devait évoluer au fil des jours, et ajuster si besoin le traitement.

Je fis également la deuxième échographie de monitoring : j'avais huit follicules, dont deux matures, sur l'ovaire droit et deux petits follicules sur l'ovaire gauche.

11 avril 2016

Jérôme tomba malade. Nous étions très inquiets, nous craignions de devoir stopper le traitement hormonal et de ne pas pouvoir aller jusqu'à la ponction. En effet, aucun spermogramme ne peut être réalisé quand on a de la fièvre, car cela altère les spermatozoïdes.

De mon côté, j'eus ma dernière échographie et ma dernière prise de sang.

Le docteur m'annonça qu'à J10, mon ovaire droit présentait neuf follicules, dont six matures, mon ovaire gauche, quant à lui, avait deux petits follicules.

12 avril 2016

Jérôme était rétabli, il était prêt pour le spermogramme, prévu le lendemain.

13 avril 2016

Ma ponction ovocytaire était fixée à 8 h 15 sous anesthésie générale. Nous espérions de toutes nos forces parvenir à un transfert embryonnaire.

Comme pour la première fois, nous nous rendîmes après la ponction dans le bureau du docteur. Il m'avait ponctionné six follicules, deux étaient immatures et quatre avaient été micro-injectés en FIV ICSI (injection intracytoplasmique). Cette technique consiste à injecter un spermatozoïde unique directement dans le cytoplasme de l'ovule : la fécondation est donc forcée, le spermatozoïde étant amené exactement là où il doit aller.

Le docteur était confiant. D'ailleurs, il nous remit un papier sur lequel figuraient le nombre d'ovocytes ponctionnés et le nombre mis en fécondation. Étaient également précisées la date et l'heure du transfert d'embryons, cette fois-ci à J3.

— Ce sera peut-être comme la dernière fois.

J'angoissai à l'idée de ne pas avoir de transfert embryonnaire comme au premier protocole.

— Soyez tranquille, vous verrez, me répondit-il avec optimisme.

14 avril 2016

J'appelai le laboratoire du centre de PMA, trois des ovocytes avaient été fécondés.

Le biologiste m'expliqua qu'ils ne les observeraient pas le lendemain, pour éviter de les fragiliser, donc on nous appellerait au dernier moment pour nous tenir informés si le transfert aurait lieu ou non.

16 avril 2016

Le matin même, la biologiste m'appela. Au bout de trois jours de culture, il nous restait trois embryons. Nous avions donc rendez-vous pour le transfert embryonnaire à 11 h 45. Quel soulagement ! Cette étape était franchie, nous étions contents, mais nous gardions les pieds sur terre.

Le transfert se déroula au centre d'AMP. La biologiste et le gynécologue vérifièrent notre identité, puis je dus m'installer en position gynécologique, car le transfert d'embryons fut réalisé sous échographie, dans une salle stérile à proximité du laboratoire où étaient confinés les embryons. J'avais la vessie pleine, car la biologiste m'avait demandé au téléphone de boire avant le transfert, afin de faciliter l'échographie.

Jérôme était à mes côtés, un écran s'alluma face à nous : on nous présenta nos deux beaux embryons de huit cellules chacun. J'en pleurai de joie…

Le spécialiste nous confirma que nous avions de beaux embryons et qu'il était finalement d'accord pour nous en transférer deux, puisque cela nous tenait tant à cœur. Nous étions heureux qu'il ait changé d'avis.

Ce fut un acte médical rapide et indolore.

« Il n'y a plus qu'à… » nous dit-il avant que chacun reprenne son chemin. Émue, je le regardai s'éloigner dans le couloir ; pour la première fois depuis longtemps, j'avais un bon pressentiment.

Jérôme me conseilla de m'allonger quelques minutes en sortant du laboratoire.

Sur le trajet du retour, il allongea mon siège pour éviter au maximum les secousses et vibrations liées à la route et à la voiture.

En rentrant à la maison, il me raconta qu'il avait vu dans le ciel un nuage en forme de bébé, était-ce un signe du destin ?

Désormais, je couvais. Afin de mettre toutes les chances de notre côté, Jérôme voulut s'occuper de tout à la maison. On ne savait pas si ça changerait quelque chose ou non, mais on ne voulait surtout pas avoir de regret si le résultat de la prise de sang se révélait négatif.

Voici la liste de tout ce que j'ai fait ou non à la suite du transfert jusqu'à la prise de sang :

- J'ai mangé de l'ananas bien frais.
- J'ai privilégié une alimentation anti-inflammatoire.
- Je me suis reposée au maximum.
- Je n'ai porté aucune charge lourde.
- J'ai écouté de la musique classique : il faut dire que je n'avais pas l'habitude d'écouter ce genre musical, mais j'avais lu que c'était bénéfique pour les bébés *in utero.*
- J'ai mis mes bas de contention pour favoriser la circulation sanguine.
- J'ai porté des vêtements confortables qui ne serraient pas le ventre.
- J'ai remplacé les bains chauds par des douches.

L'attente entre le transfert d'embryons et la prise de sang me parut interminable.

Au début, j'étais positive, mais deux jours plus tard, j'appelai le biologiste pour savoir si le troisième embryon s'était développé. Il m'annonça qu'il n'avait pas tenu jusqu'à J5 (stade blastocyste) et donc qu'il n'y aurait pas de congélation embryonnaire.

Quelle déception ! Je craignais que ce soit la même chose pour les deux embryons implantés dans mon utérus quelques jours plus tôt.

Il me rassura, précisant que chaque embryon était unique…

18 avril 2016

Les jours passaient lentement. Je n'avais pas le moral. Je ne sais pour quelle raison, mais quelques jours plus tard, j'avais repris espoir et dit à Jérôme : « J'y crois, cette fois-ci, ça va marcher ! »

Les symptômes me firent cependant douter, comme les douleurs aux ovaires. Était-ce dû à mes règles qui allaient arriver, les ovules de progestérone ou une éventuelle grossesse ? Il faut savoir que les ovules de progestérone peuvent déclencher des symptômes de grossesse sans que l'on soit enceinte pour autant.

Jérôme me demandait plusieurs fois par jour comment j'allais et ce que je ressentais physiquement.

Durant ce second protocole, nous nous isolâmes de notre famille et de nos amis qui avaient des enfants. Je n'avais pas la force de regarder le faire-part de ma tante qui venait d'accoucher ; c'était trop éprouvant. J'avais également décidé de ne plus rien publier sur les groupes d'*endogirls* et fivettes, le temps d'avoir les résultats de la prise de sang.

Au quotidien, dans notre société, tout nous ramenait à notre désir d'être parents.

20 avril 2016

Quelques jours avant la prise de sang, j'étais démoralisée. L'attente était tellement difficile à vivre. J'avais tant d'amour à donner !

21 avril 2018

Je me réveillai au petit matin : 5 h 23. J'avais de fortes douleurs dans le dos qui me faisaient énormément souffrir.

Inquiète, j'appelai mon gynécologue. D'après lui, mes douleurs étaient provoquées par l'arrivée imminente de mes règles ou par la nidation d'un ou des embryons.

Il me conseilla de prendre du paracétamol et de le tenir informé si les douleurs persistaient. Je restai toute la journée allongée, les jambes surélevées.

Je ne racontai pas notre conversation à Jérôme, j'avais trop peur de nous porter malheur, mais au fond de moi, je savais déjà que j'étais enceinte ; quelques jours plus tôt, j'avais eu dès le réveil une envie inexplicable de sandwichs au curry. Jérôme était parti m'en acheter un à la boulangerie.

22 avril 2016

Ce jour-là, je me levai de nouveau avec des douleurs aux ovaires, et j'avais toujours aussi faim et envie de paninis au curry !

25 avril 2016

J'avais toujours très mal aux ovaires, mes seins commençaient à gonfler et à être douloureux. J'avais également un goût métallique dans la bouche.

27 avril 2018 : Jour J

Je me réveillai de mauvaise humeur. Je n'avais pas d'appétit, alors je partis à jeun au laboratoire pour réaliser ma prise de sang de bêta-hCG.

Quelques heures plus tard, je regardai discrètement mes résultats d'analyses via Internet ; Jérôme était dans la salle de bains, se préparant pour aller travailler, mon cœur s'accéléra : 193. Incroyable, j'avais dû mal lire ou peut-être mal interprété les résultats.

— On est bien le 27 aujourd'hui ? demandai-je à Jérôme.

— Oui, pourquoi ? répondit-il depuis la salle de bains.

Je craquai, je me mis à pleurer et trembler. Il me rejoignit dans le salon, surpris de me voir dans cet état-là.

— 193.

Ce fut tout ce que je pus lui répondre.

Lui aussi fut sous le choc ; il n'arrivait pas à y croire. J'étais enceinte, nous allions devenir parents !

J'appelai le laboratoire d'analyses pour avoir confirmation. J'étais sur un petit nuage.

J'étais tellement heureuse ! Que dire de plus ?

Oui, c'étaient les premiers jours, mais il était hors de question de stresser pour rien, je souhaitais profiter au maximum de ma grossesse.

J'appelai immédiatement ma mère au travail, influencée par Jérôme, qui était surexcité lui aussi. Elle était en pause au travail et répondit tout de suite au téléphone, parce qu'elle savait que c'était le jour J.

Quand je lui annonçai ma grossesse, elle ne cessa de répéter, en larmes : « Ce n'est pas vrai ! Oh, ce n'est pas vrai ! »

Elle était tellement heureuse pour moi, heureuse de savoir qu'enfin, j'allais pouvoir réaliser mon rêve : celui de devenir maman !

Comment vivre ces semaines d'attente entre transfert et prise de sang :

- ★ Poursuivez le traitement hormonal prescrit par votre médecin.
- ★ N'allez chercher aucune information sur Internet.
- ★ Ne cherchez pas de symptômes.
- ★ Ne faites pas de tests de grossesse.
- ★ Entourez-vous de proches bienveillants.
- ★ Reposez-vous au maximum.
- ★ Prenez soin de vous.
- ★ Hydratez-vous.
- ★ Mangez sainement.
- ★ Portez vos bas de contention pour favoriser la circulation sanguine.
- ★ Habillez-vous avec des vêtements confortables.

Évitez :

- ★ la caféine, le tabac, l'alcool ;
- ★ les efforts abdominaux ;
- ★ le port de charges lourdes ;
- ★ les efforts physiques, comme le ménage ;
- ★ les activités trop intenses ;
- ★ le spa, le sauna, le jacuzzi, les bains chauds ;
- ★ la natation ;
- ★ les rapports sexuels.

34

Ma grossesse

Le spécialiste nous avait expliqué qu'il était important de refaire une prise de sang 48 heures après la première, pour surveiller l'évolution du taux.

Je peux vous assurer que je la fis, ainsi que de nombreuses autres ! Tant pis, nous avions vraiment besoin d'être rassurés, et mes renseignements glanés sur Internet confirmaient que le taux d'hormone de grossesse[1] devait doubler toutes les quarante-huit à soixante-douze heures.

Le 29 avril 2016 : mon taux était de 344.

Le 30 avril 2016 : mon taux était de 425. Il n'avait pas doublé, cela m'inquiétait.

Le 2 mai 2016 : taux à 884.

Ce jour-là, je reçus également une lettre du gynécologue qui m'avait dirigée vers le centre de PMA ; il m'écrivait qu'il avait appris ma grossesse par mon spécialiste et qu'il espérait qu'elle aboutirait. Sa lettre nous fit extrêmement plaisir.

Le 6 mai 2016 : taux à 3650.

Le 9 mai 2016 : taux à 10 520.

1. Bêta-hCG.

Toutes ces analyses sanguines n'étaient pas prescrites, on dut les financer toutes. Tant pis, c'était important pour nous de surveiller que la grossesse évoluait normalement.

En parallèle, je m'éloignai petit à petit des groupes d'*endogirls* et fivettes, car cela faisait plusieurs jours que j'y voyais des témoignages poignants de femmes ayant subi des fausses couches. Cela m'angoissait énormément, j'avais peur de vivre la même chose.

12 mai 2016

J'étais précisément à quatre semaines de grossesse, et depuis trois jours, j'étais épuisée, j'avais énormément de nausées.

J'avais hâte de faire ma première échographie de datation pour savoir si j'attendais un seul bébé ou des jumeaux : étant donné qu'on avait eu le transfert de deux embryons, tout était possible !

14 mai 2016

Depuis quelques jours, j'avais laissé tomber mes bonnes résolutions alimentaires.

J'éprouvais un énorme dégoût pour les fruits et légumes. J'avais très envie de manger des aliments gras et salés : cordon bleu, fast-food, pizza…

Je fis ma dernière prise de sang, pour me rassurer. Mon taux à quatre semaines et trois jours était de 36 492.

Les fivettes me taquinèrent en me disant que j'aurais dû demander une carte de fidélité au laboratoire d'analyses, vu le nombre de prises de sang réalisées !

17 mai 2016 :

Première rencontre avec notre ou nos bébés, nous étions tellement impatients.

La première échographie se déroula avec un sage-femme homme que nous ne connaissions pas auparavant.

Nous lui demandâmes si j'attendais un bébé ou des jumeaux, il nous répondit : « Un, pourquoi ? Vous en vouliez deux ? »

Quelle question, pensai-je, si nous avions demandé le transfert de deux embryons, c'était que nous avions envisagé d'avoir des jumeaux ou jumelles !

Et il renchérit : « Non, mais vous savez, c'est mieux comme ça, car vous en auriez sans doute perdu un ! »

Pour finir, il nous conseilla d'attendre avant d'annoncer ma grossesse à notre entourage. Il m'affirma aussi que j'étais guérie de l'endométriose, puisque j'avais été opérée… Encore un professionnel qui ne connaissait rien à cette maladie !

Nous sortîmes du rendez-vous perplexes. Certes, nous étions heureux et émus d'avoir entendu le cœur de notre enfant battre, mais *a contrario*, nous n'avions pas du tout apprécié le premier contact avec ce sage-femme, c'est pourquoi nous décidâmes de prendre rendez-vous avec un autre professionnel qui m'avait été recommandé sur les réseaux sociaux. Son cabinet était lui aussi situé dans notre ville, et qui plus est, tout proche de notre domicile. C'était un homme avec beaucoup d'empathie, à l'écoute, compétent qui nous a fait une échographie chaque mois ! C'est vrai que pour la plupart des fivettes, le nombre d'échographies reste le même que pour toute grossesse spontanée, mais comme pour les prises de sang, nous avons voulu être sûrs du bon déroulement de la grossesse, nous avions besoin de voir notre bébé évoluer au fil des semaines.

4 juin 2016

J'avais un petit bedon ! Quel bonheur ! Malgré tout, nous restions sur nos gardes, car le premier trimestre n'était pas encore passé. Nous avions peur que tout s'arrête du jour au lendemain... Nous n'avions pas encore mis un pied dans un magasin de puériculture.

2 août 2016

Un jour mémorable, car nous apprenions que nous attendions une petite fille. Ce fut le 2 août que cette merveilleuse nouvelle tomba : le jour de mon anniversaire.

Notre échographe était adorable, il faisait des clichés d'échographie en 3D qui, bien que non remboursés, étaient indispensables pour nous. Il nous offrit même celui du premier trimestre pour mon anniversaire...

Désormais, nous étions sereins, car ce premier cap était enfin passé ; le dépistage de la trisomie 21 avait donné de bons résultats...

Nous vivions pleinement ma grossesse.

8 septembre 2016

Je pris rendez-vous avec un autre urologue. Lors de cette première consultation, il refit le point sur mon dossier médical.

Comme j'étais enceinte, il me proposa de me revoir après l'accouchement pour effectuer un bilan urodynamique.

Il me suggéra de faire des séances de kinésithérapie pour tenter de rééduquer ma vessie.

Enfin on me proposait quelque chose, un an après ma cœlioscopie…

20 septembre 2016

Nous assistâmes à une réunion d'information sur le séjour à la maternité. Toujours très prévoyante, je préparai une liste de questions au cas où certains points ne seraient pas évoqués.

Je voulais que notre bébé arrive dans les meilleures conditions possible.

26 septembre 2016

J'entamais mon sixième mois de grossesse, les jours défilaient à une vitesse folle.

La sage-femme me prescrivit des analyses de sang. Les résultats montraient une grosse carence en fer ; pourtant, je n'en avais pas l'impression, je ne me sentais pas anémiée…

Elle m'avait déjà prescrit un traitement médicamenteux à base de fer deux mois plus tôt, mais j'avais dû l'arrêter en raison d'importants troubles gastro-intestinaux.

28 septembre 2016

Depuis le début de ma grossesse, cela m'arrivait régulièrement d'avoir le ventre tendu en soirée. Je me reposais et ça passait. Malheureusement, cette nuit-là, je perdis du sang, j'étais à 26 semaines d'aménorrhée. Je réveillai Jérôme, affolée. J'étais terrifiée à l'idée de perdre notre bébé. Je fus hospitalisée en urgence pour surveiller ce premier saignement.

J'avais le placenta *praevia* recouvrant. L'échographiste et la sage-femme ne m'avaient pas prévenue, ce qui provoqua l'agacement du gynécologue de garde qui ne comprenait pas pourquoi personne ne m'avait prévenue que je risquais de saigner à tout instant.

Je reçus une injection de Celestène® le jour même de mon hospitalisation, c'est un traitement censé accélérer la maturation des poumons du bébé : l'équipe médicale voulait anticiper au cas où notre fille arriverait dans les prochaines heures...

Le lendemain, comme je n'avais pas eu d'autres saignements, je fus autorisée à rentrer chez moi, avec pour consigne de ne rien changer à mon quotidien : oui, je risquais de saigner à nouveau, mais marcher, bouger ne ferait pas saigner plus. En moi-même, je me dis qu'ils étaient complètement fous ; hors de question de prendre des risques !

35

De grossesse à risque à grossesse à très haut risque

Le placenta *praevia* augmente le risque d'hémorragie et d'accouchement prématuré, et aboutit généralement à une césarienne, programmée ou non.

Il s'agit d'un placenta qui recouvre partiellement ou en totalité le col de l'utérus ; en ce qui me concerne, il le recouvrait entièrement. À la suite de cette première alerte, je restai allongée à la maison en évitant le moindre effort, j'alternai entre le canapé et le lit ; certes, les médecins m'avaient dit à l'hôpital de continuer ma vie normalement sans rien changer à mes habitudes, mais il en était hors de question, ma fille serait certainement mon seul enfant, et après le parcours de PMA que nous venions d'endurer, je refusai de prendre des risques, quels qu'ils soient.

Tous les matins, une sage-femme venait à mon domicile pour une surveillance monitoring ; malgré mon alitement, elle avait détecté un utérus très contractile.

Mes occupations durant cette période furent la lecture, la télévision, mais également les réseaux sociaux, sur lesquels je continuai d'être présente pour donner espoir à toutes celles qui poursuivaient leur combat : *endogirls* et fivettes.

La plupart des femmes quittaient les groupes quand elles avaient réussi leur combat : celui d'être mère.

En ce qui me concerne, il me semblait essentiel de continuer à les soutenir comme elles m'avaient soutenue durant tout ce parcours. D'ailleurs beaucoup d'entre elles m'avaient envoyé des messages privés pour me féliciter de ma grossesse.

Les jours défilaient sans nouveau saignement, je pensais que le repos forcé que je m'imposais devait être la solution pour qu'il n'y en ait plus jusqu'à la fin de ma grossesse. Nous étions un peu plus détendus, mais malheureusement, cela ne dura pas, car je fis une nouvelle hémorragie le 22 octobre 2016 ; c'était le soir, j'étais aux toilettes. Jérôme allait prendre son bain… Je l'appelai, paniquée ; il sortit de la salle de bains en courant et constata qu'effectivement, c'était une hémorragie ! Devait-il me transporter lui-même à l'hôpital ? Appeler les pompiers ? Dans un premier temps, face à cette situation, il ne sut pas comment réagir, d'autant plus que nous vivions en appartement, au troisième étage, avec l'ascenseur à prendre pour nous rendre dans le garage où était garée la voiture…

Finalement, nous décidâmes de nous rendre en voiture à l'hôpital afin de ne pas perdre de temps pour ma prise en charge.

Au cours du trajet, Jérôme tenta de me rassurer, car j'étais terriblement angoissée, je tremblais et pleurais, je pensais que je faisais une fausse couche. Il m'a confié par la suite que lui aussi pensait que nous allions perdre notre bébé.

Je fus perfusée avec deux traitements (Adalate® et Tractocile®) qui avaient pour but de retarder l'accouchement, et l'on m'injecta pour la seconde fois un traitement à base de corticoïdes pour permettre d'accélérer la maturation des poumons de notre bébé.

Après 48 heures d'hospitalisation dans le service de grossesse à risque, la gynécologue décida de me laisser rentrer, puisque je n'avais pas eu de nouveaux saignements.

La sage-femme vint dans ma chambre me faire un dernier monitoring de contrôle. Elle discutait avec moi tout en préparant l'appareil, quand je ressentis un écoulement : je me dirigeai dans les toilettes où je constatai une nouvelle hémorragie.

Paniquée, j'appelai la sage-femme qui me rejoignit et fut choquée de voir la quantité de sang que j'avais perdue en quelques minutes.

Elle m'aida à rejoindre mon lit et se dépêcha de me faire une échographie pour vérifier que notre bébé allait bien, ce qui était le cas. Puis elle sortit de ma chambre pour aller prévenir sa hiérarchie.

Peu de temps après, elle revint m'annoncer qu'il n'y aurait pas de retour à la maison, j'allais être transférée dans un service grossesse à très haut risque dans un autre hôpital. Nous ne savions pas encore lequel, cela dépendait des places disponibles – parce que le CHD de ma ville ne prenait en charge les accouchements prématurés qu'à partir de 32 semaines de grossesse. Il ne fallait plus perdre de temps, car si j'accouchais, j'allais être séparée de mon bébé, puisqu'il serait transféré dans un hôpital d'une autre région.

Je dus expliquer tout cela à Jérôme quand il arriva. J'étais en larmes, lui pensait me ramener à la maison.

Le 28 octobre 2016, je fus transférée au CHU dont j'avais un mauvais souvenir, puisque c'était dans cet établissement que j'avais été opérée pour mon endométriose.

Je fus hospitalisée au sein de l'unité de grossesse à très haut risque, sous surveillance constante du 28 octobre 2016 au 9 novembre 2016.

L'accueil fut déplorable : plus de papier toilette, Jérôme avait dû en apporter de chez nous ; des draps tachés de sang (des taches propres, me dit-on), des encas refusés par manque de temps du personnel... On me mit la pression pour que je fasse le tour à pied du service, ce que je refusai. Seules les sages-femmes étaient bienveillantes.

N'ayant pas eu de récidive de métrorragies dans leur service ni de contraction utérine, je fus retransférée vers l'hôpital de ma ville le 9 novembre 2016, j'étais à 32 semaines d'aménorrhée. J'étais soulagée de retrouver ce service de grossesse à risque, où tout le personnel était adorable ! Apaisée, je m'endormis rapidement lors de cette première nuit près de chez moi. Malheureusement, je fus réveillée par des écoulements entre mes jambes. Une vraie panique : c'était encore une hémorragie.

J'alertai la sage-femme qui souleva le drap pour contrôler. Elle fut éclaboussée de sang, recevant des gouttes jusque sur ses lunettes. J'étais en larmes, car je ne voulais pas accoucher tout de suite : c'était trop tôt.

On m'amena près du bloc opératoire, car le personnel soignant pensait que j'allais accoucher, mais finalement, on m'injecta de nouveau un traitement pour retarder l'accouchement. Et cela fonctionna.

Ce passage fut vraiment compliqué, j'en avais assez d'être hospitalisée.

Un jour, un membre du personnel vint toquer à ma porte : « Madame Rambaud, ne vous inquiétez pas, mais... »

Aussitôt, je commençai à m'inquiéter. Évidemment.

Elle venait me prévenir qu'un patient avait contracté un virus intestinal lors d'un voyage à l'Équateur. Il avait été admis dans le service grossesse à risque faute de place dans le service digestif. Normal, n'est-ce pas ?

Le personnel hospitalier avait pu, en passant de sa chambre à celles des patientes, nous infecter. Je n'avais plus le droit de sortir de la chambre et je devais subir des prélèvements rectaux pour voir si je n'avais pas été contaminée.

Je vis arriver dans ma chambre toute une équipe de blouses blanches : des membres du personnel totalement camouflés par des masques, des charlottes, des gants, des cache-chaussures…

Le premier prélèvement fut horrible, à hurler de douleur.

Je demandai à la sage-femme d'arrêter et c'est ce qu'elle fit. Elle demanda au service concerné si un autre mode de prélèvement était envisageable.

Deux prélèvements de selles furent effectués avant ma césarienne, le troisième eut lieu après. En tout cas, je n'étais pas contaminée par ce virus, j'étais soulagée.

Notre fille allait bien. Malgré les hémorragies à répétition, elle évoluait parfaitement au fil des semaines, mais le personnel soignant s'inquiétait pour moi, car j'étais très anémiée à cause des hémorragies.

Pour finir, je n'avais pas le moral, je n'en pouvais plus de cette chambre d'hôpital, j'avais l'impression que j'allais finir ma vie dans cet établissement ; et quelle angoisse de saigner à tout moment, quoi que je fasse, quel stress permanent quand je prenais ma douche, quand j'allais aux toilettes et même quand je dormais !

Le 22 novembre, la gynécologue vint m'annoncer que ma césarienne était programmée pour le lendemain, soit le 23 novembre 2016, à 34 semaines d'aménorrhée.

36

Les premiers jours de Rose

C'était le grand jour, celui où nous allions faire connaissance avec notre fille. Jérôme m'accompagna jusqu'à la porte du bloc opératoire. J'étais en larmes, un mélange d'angoisse et de bonheur à la fois. Mes émotions se bousculaient.

Je m'en voulais tellement de n'avoir pas pu profiter pleinement de ma grossesse pour préparer comme il se devait l'arrivée de notre enfant, même si j'avais anticipé durant mon hospitalisation en commandant des articles sur Internet, en préparant une liste de naissance. Jérôme s'était occupé de l'aménagement de la chambre au fil des jours, en suivant mes instructions pour le mobilier et la décoration.

L'anesthésiste m'avait prévenue la veille que ma césarienne se déroulerait sous anesthésie générale, car j'étais très anémiée ; de plus, il m'informa du risque d'hémorragie lorsque le placenta serait retiré, il fallait que je me prépare à être transfusée.

Finalement, le médecin me fit une rachianesthésie : cette anesthésie locale permet de rester parfaitement consciente. Le produit est directement injecté, en une seule fois, dans la colonne vertébrale. J'étais soulagée, j'allais pouvoir entendre les premiers cris de ma fille, la serrer dans mes bras, lui exprimer tout mon amour pour elle.

Pendant toute la césarienne, je parlai aux deux gynécologues. Je leur demandai si tout se passait bien, car je redoutais de faire une hémorragie et de ne pas pouvoir vivre les premiers instants de ma fille. J'avais également très peur de mourir, une peur qui ne m'avait jamais traversé l'esprit jusqu'ici, mais la veille de la césarienne, j'avais exprimé mon angoisse à Jérôme : j'avais peur de perdre la vie en donnant la vie à ma fille, peur de laisser mon bébé sans maman…

Je lui avais d'ailleurs fait promettre que s'il m'arrivait quoi que ce soit, il devait prendre bien soin de notre fille et lui dire que je l'aimais plus que tout au monde. En y réfléchissant bien, je pense que cette angoisse était due au fait que j'avais perdu énormément de sang tout au long de ma grossesse, mais également par le fait que moi-même, j'avais perdu mon père très jeune. Et il est vrai que quand on est enceinte et future maman, certains traumatismes de l'enfance peuvent resurgir et provoquer des angoisses, ce qui était mon cas.

Tout à coup, l'une des gynécologues m'annonça : « Préparez-vous, je vois la tête de votre fille, je vais la sortir ! »

Vint alors la rencontre avec ma fille, un moment inoubliable qui restera gravé dans mon cœur pour toujours. On me l'amena quelques secondes près de mon visage ; je fondis en larmes, l'équipe médicale me demanda son prénom. Nous avions décidé de l'appeler Rose. Ce furent quelques secondes très brèves, mais intenses, car je pus câliner Rose et lui dire que je l'aimais plus que tout au monde. J'aurais tellement aimé que Jérôme soit présent à nos côtés à ce moment-là, qu'il assiste aux premières secondes de vie de Rose, mais malheureusement, dans l'hôpital de ma ville, contrairement à d'autres, cela n'est pas autorisé. Rose naquit donc le 23 novembre 2016 à 9 h 29, elle pesait 2 kg 550 pour 45 cm.

Pendant que j'étais au bloc, Jérôme attendait en salle d'attente. Il ne comprenait pas pourquoi Rose n'arrivait pas, il ne savait pas que je n'avais finalement pas eu d'anesthésie générale. Personne ne l'avait tenu informé.

L'équipe médicale m'annonça qu'elle allait présenter Rose à son papa, puis la transférer dans le service néonatologie, pour lui prodiguer les premiers soins tout en surveillant son état de santé, vu que Rose était un bébé né prématurément à 34 semaines, soit sept mois et demi de grossesse.

Lors de la suture de la césarienne, je fis une hémorragie, puis je fus conduite en salle de réveil pendant cinq heures, sans que je puisse voir ma fille. Le temps était interminable, je ne souhaitais qu'une chose : l'avoir dans mes bras et ne plus la quitter. On me garda aussi longtemps en observation par précaution, car les gynécologues avaient peur que mon hémorragie reprenne de nouveau. Une infirmière m'avait donné une photo de Rose, que je gardais dans les mains, sans la quitter des yeux.

Pendant ce temps, Jérôme était avec Rose, les gynécologues m'avaient rassuré en me disant que ma fille allait bien.

Effectivement, pendant cinq heures, elle respira toute seule. Jérôme vint prendre de mes nouvelles et me félicita en me disant que j'avais bien travaillé, notre fille était superbe. Puis il partit de nouveau rejoindre Rose, le temps que je sois autorisée à quitter la salle de réveil.

Enfin, on m'amena dans ma chambre, cette fois-ci dans le service maternité ; j'étais impatiente d'aller rejoindre Rose en néonatologie. Mais en voyant l'expression du visage de Jérôme, je compris que quelque chose de grave était en train de se passer.

Jérôme m'annonça que Rose venait tout juste de faire une détresse respiratoire en sa présence, le pédiatre lui avait demandé de quitter la pièce pour lui administrer du surfactant directement dans la trachée, puis il lui posa une ventilation par CPAP nasale avec oxygénothérapie pour l'aider à respirer.

Si cela ne fonctionnait pas, elle risquait d'être transférée en néonatologie dans une autre région !

C'était un nouveau coup de massue, je m'effondrai en larmes, le sort continuait à s'acharner sur notre famille, pourquoi m'empêchait-on d'être heureuse ? J'exigeai de rejoindre ma fille, il était hors de question que je reste une minute de plus loin d'elle, elle avait besoin de sa maman à ses côtés.

Quand je la vis hospitalisée, avec son masque respiratoire englobant sa bouche et son nez, j'étais effondrée ; je la voyais souffrir, elle pleurait, c'était atroce. Je me sentais tellement impuissante ! Nous étions séparés d'elle par la paroi vitrée de sa couveuse qui la protégeait de l'environnement extérieur. Je ne pouvais que lui prendre la main, ça me faisait tellement mal de la voir si petite, si fragile, dans une telle détresse. Et je culpabilisais, même si l'équipe du service « néonat » me répétait que je n'y étais pour rien. D'ailleurs, ils m'avaient expliqué que même des bébés nés à terme se retrouvaient hospitalisés en « néonat ».

Les bébés nés par césariennes ne bénéficient pas du massage naturel de leur cage thoracique. Lors d'un accouchement par voie basse, les contractions utérines et le passage du bébé à travers le col de l'utérus et le vagin de sa maman vont exercer une pression importante sur sa cage thoracique. Ce massage naturel stimule en fait l'expulsion du liquide amniotique contenu dans ses poumons, l'aidant à prendre plus facilement sa première respiration.

De plus, lors du travail, la maman sécrète des hormones de stress qui sont transmises au bébé et qui vont en fait le préparer à la naissance. Elles l'éveillent et lui permettent de se trouver prêt à respirer et à téter.

Ces deux facteurs expliquent que les cas de détresse respiratoire sont dans l'ensemble plus fréquents lors des accouchements par césarienne que par voie basse.

Je demandai également pourquoi les traitements que l'on m'avait injectés durant ma grossesse à base de corticoïdes, censés accélérer la croissance de la maturation des poumons du bébé, n'avaient pas fonctionné pour Rose. On me répondit que Rose n'avait aucune malformation cardiaque, le résultat des examens était normal, cette détresse respiratoire était principalement due à la césarienne, comme je vous l'ai expliqué juste avant.

Ce jour-là, mes grands-parents vinrent me rendre visite sans me prévenir au préalable. Ils furent très surpris de ne pas me voir dans ma chambre en service grossesse à risque.

En effet, lorsque la gynécologue était venue m'annoncer que j'allais accoucher le lendemain, nous avions décidé de garder ça pour nous, nous voulions faire la surprise à la famille, qu'il y ait une part de magie, comme pour les accouchements spontanés ; de plus, nous étions loin d'imaginer les épreuves que nous allions devoir encore endurer…

Mes grands-parents apprirent donc par l'équipe médicale que j'avais accouché, Jérôme n'était pas au courant non plus de leur présence, car il était avec Rose à ce moment-là, pendant que j'étais en salle de réveil.

Ils demandèrent à nous voir, ils étaient impatients de rencontrer leur arrière-petite-fille ; mais ce n'était malheureusement pas possible, en « néonat », à part les parents principalement, les visites ne sont quasiment pas autorisées. C'est d'autant plus le cas les premiers jours d'hospitalisation des bébés prématurés, afin d'éviter tout risque de contamination, mais également pour préserver la tranquillité de ces petits êtres tellement fragiles.

Jour après jour, Rose gagnait des forces. Elle se battait vraiment, comme si elle savait à quel point sa présence était essentielle à nos vies.

Puis nous pûmes commencer le peau à peau. Quel bonheur que ces moments magiques ! Sentir pour la première fois mon bébé sur moi…

Ma mère prenait des nouvelles de Rose par téléphone. Comme le reste de la famille, elle savait que Rose était hospitalisée en néonatologie. Toutefois, elle ne comprenait pas pourquoi j'étais autant angoissée, ce qui semblait normal, car nous n'avions expliqué à personne la détresse respiratoire que Rose avait subie. D'ailleurs, venant de ma part, c'était surprenant, car j'ai l'habitude de parler, d'exprimer mes ressentis. Généralement, j'ai besoin d'extérioriser mes émotions. Mais là, un blocage s'était immédiatement emparé de moi : nous étions dans notre bulle avec notre fille.

Ce n'est qu'une fois Rose sortie d'affaire qu'on montra à nos proches les photos de notre fille avec le masque… et que ma mère comprit mon comportement durant cette période.

Rose ne rentra pas chez nous immédiatement. Et revenir à la maison sans elle fut déchirant. Pendant une semaine, je pleurai énormément. Au réveil et chaque soir avant de nous coucher, nous appelions le service « néonat » pour prendre des nouvelles de notre ange et nous allions à l'hôpital dès que Jérôme rentrait du travail.

Quand nous n'étions pas à ses côtés, nous nous occupions de finaliser sa chambre et d'aller lui acheter ses tout premiers vêtements ; nous voulions que tout soit prêt pour sa sortie de l'hôpital.

Notre vœu le plus cher était que Rose soit rentrée à la maison pour Noël. L'équipe médicale nous avait prévenus qu'il était impossible de fixer une date de sortie, tout dépendait de l'évolution de son état de santé. Par chance, notre vœu se réalisa et Rose sortit le 13 décembre 2016, au bout de trois semaines d'hospitalisation.

Un moment fort en émotion, nous étions tellement heureux de ramener notre fille à la maison ! Mais nous étions également anxieux qu'elle refasse une détresse respiratoire durant son sommeil, entre autres, c'est pourquoi nous avions acheté avant sa sortie un berceau cododo pour l'avoir à nos côtés les premières nuits.

Nous eûmes une énième épreuve à endurer : le RGO[1] de Rose. En effet, Rose souffrait de reflux gastro-œsophagien, c'est-à-dire que lorsqu'on lui donnait le biberon, elle se tordait de douleur, hurlait, son corps se raidissait, puis elle réclamait de nouveau un biberon. Ce fut un autre combat, car une fois de plus, quand nous arrivâmes aux urgences pour Rose, nous ne fûmes pas pris au sérieux. D'ailleurs, par la suite, nous eûmes l'occasion de discuter avec d'autres parents dans la salle d'attente du pédiatre, qui nous expliquèrent avoir eu le même problème et le même discours lors de leur passage aux urgences. En résumé, pour eux, nous étions seulement des parents fatigués et stressés pour rien !

1. Reflux gastro-œsophagien.

Même mon entourage n'avait jamais vu ça, il voyait bien la souffrance de Rose quand elle buvait son lait, ils n'ont d'ailleurs jamais pu lui donner un seul biberon.

Heureusement, je me suis battue une fois de plus pour essayer de comprendre les douleurs de ma fille. Le kinésithérapeute de Jérôme, une ostéopathe et le pédiatre de Rose nous confirmèrent qu'elle souffrait bien de RGO. Elle eut des séances d'ostéopathie ainsi qu'un traitement pour soulager l'acidité de ses reflux. Cela l'aida, mais ce n'était malheureusement pas suffisant, et nous dûmes commencer dès ses trois mois et demi la diversification alimentaire. Passer à une alimentation solide l'aida beaucoup.

Aujourd'hui, Rose continue à souffrir de RGO, mais heureusement, cela reste limité, contrairement à avant. Elle a notamment du mal à digérer les aliments acides comme les tomates, la compote, les oranges…

Depuis sa naissance, je lui nettoie chaque jour le nez au sérum physiologique pour dégager ses narines. D'ailleurs, maintenant qu'elle a grandi, elle me réclame elle-même ce soin qui la soulage beaucoup au quotidien.

37

Suivi médical

En février 2017, je fus prise en charge par un autre spécialiste de l'endométriose qui m'avait été recommandé par une amie.

Lors de cette première consultation, où j'allai accompagnée, comme d'habitude, de Jérôme, le médecin reprit en main mon dossier médical.

Il me fit également un examen gynécologique, il constata une tendinite importante du piriforme gauche, ce qui pouvait évoquer soit une tendinite réactionnelle du fait d'une inflammation à ce niveau, soit la persistance éventuelle de lésions endométriosiques.

Il vit également que le cul-de-sac vaginal postérieur était très cicatriciel.

Il me proposa de refaire des examens pour réévaluer les lésions en réalisant une endoscopie rectale et une IRM pelvienne, avec la mise en place d'un traitement adapté ; l'autre solution envisageable était la ménopause artificielle avec « add-back thérapie », sous forme de patchs aux œstrogènes pour pallier les effets secondaires.

Il me laissait un délai de réflexion, mais dès que je sortis de son cabinet médical, ma décision était déjà prise : je souhaitais repousser pour le moment tous les examens, car j'avais déjà assez donné durant ces dernières années. De plus, Rose n'était encore qu'un bébé. Si l'on découvrait de nouvelles lésions d'endométriose, qu'est-ce que ça changerait, sachant que je n'étais pas prête à me refaire opérer ?

Dès le 8 mars 2017, je suivis de nouveau un traitement de ménopause artificielle, avec des injections intramusculaires réalisées par une infirmière à domicile.

En parallèle, selon les recommandations du médecin, j'appliquais deux fois par semaine des patchs d'œstrogènes.

Malheureusement, ils me provoquèrent des crampes abdominales et des saignements. Je prévins le spécialiste qui me demanda de tout arrêter.

Finalement, je pris rendez-vous pour l'IRM, de toute façon, il fallait que je sache comment évoluait la maladie. En attendant, le spécialiste me prévint qu'il fallait tout stopper au niveau des traitements jusqu'à l'IRM. Ce n'était qu'après l'examen que nous referions un point à son cabinet.

Sans traitement, je redoutais que mes règles reviennent. Cela ne fut pas le cas.

Durant ce mois-là, j'avais rendez-vous avec l'urologue pour rediscuter de la prise en charge de mes troubles vésico-sphinctériens. Il m'annonça que ma constipation terminale majeure était certainement favorisée par ce spasme sphinctérien chronique.

Il me proposa un traitement par alpha-bloquants pour tenter une meilleure relaxation sphinctérienne. Je refusai : j'avais suffisamment de médicaments à prendre au quotidien. Il me proposa alors une prise en charge par une kinésithérapeute de l'hôpital, ce que j'acceptai, bien évidemment.

J'eus dix séances qui ne me permirent pas d'uriner normalement. La kinésithérapeute m'aida cependant à comprendre que mon sphincter anal se contractait la plupart du temps, certainement, selon elle, en raison du nodule de la cloison rectovaginale qui m'avait fait souffrir le martyre pendant plusieurs années sans que je sache, à l'époque, que j'en avais un, ni même que j'étais atteinte d'endométriose...

Ces contractions sphinctériennes étaient sûrement un mécanisme de défense de mon corps qui se contractait et l'obligeait, du coup, à pousser fort pour évacuer les selles.

En septembre 2017, mon IRM pelvienne fut planifiée avec une radiologue avec qui le spécialiste avait l'habitude de travailler. Je devais faire un lavement deux heures avant l'examen. Or, on ne m'avait pas dit que je pouvais le faire plus tôt à cause du trajet que nous avions à faire, c'est-à-dire une heure de route. De plus, le traitement m'avait rendue malade. Pourtant, ce n'était pas la première fois, mais cette fois-là, il me provoqua des nausées, des bouffées de chaleur... ce qui nous fit arriver en retard au rendez-vous...

L'IRM démontra une endométriose fibreuse sous-péritonéale profonde postérieure, touchant le torus et les ligaments utéro-sacrés jusqu'à la paroi pelvienne du côté gauche. De plus, mes kystes ovariens fixés en rétro utérin semblaient ratatinés.

À la suite du compte-rendu, mon gynécologue décida de me prescrire à partir d'octobre 2017 une pilule progestative en continu. Elle était, au départ, dosée à 0,500, mais étant donné qu'elle me provoquait des migraines et des saignements constants, il me la remplaça par la même pilule, mais avec un dosage moins important : 0,250.

L'objectif principal de ce traitement était le même que les précédents : ne plus avoir mes règles, pour éviter que la maladie ne se propage de nouveau partout.

38

Les maladies associées à l'endométriose

Je retournai voir mon médecin généraliste pour lui expliquer que depuis mon accouchement, en cas de fatigue extrême, j'avais des douleurs dans les bras et les jambes accompagnées de maux de tête, et j'avais la nuque raidie, le cou tendu en permanence.

Mon médecin me prescrivit du paracétamol et un antalgique dérivé des opiacés, utilisé pour soulager la douleur après un accident, une chirurgie ou encore dans le cas de douleurs chroniques.

Je devais prendre un comprimé trois fois par jour et appliquer un baume sur les trapèzes matin et soir.

Je connaissais ce médicament ; il m'avait déjà été prescrit après ma cœlioscopie en septembre 2015. J'avais dû l'arrêter, car j'avais des effets secondaires terribles sous forme de nausées et de vomissements violents. C'était pour cela que je ne souhaitais pas le reprendre.

Je décidai d'en parler à mon spécialiste de l'endométriose quelques mois plus tard, à l'occasion d'une consultation. Je voulais avoir son avis. D'après lui, je souffrais d'hypersensibilité à la douleur. Mais il refusait d'utiliser le terme de « fibromyalgie ».

Il me conseilla de m'orienter vers des médecines alternatives.

Je connaissais déjà la fibromyalgie, une maladie chronique, invalidante, complexe et mal reconnue également, dont ma mère était atteinte depuis plusieurs années. À l'époque, quand elle avait parlé de ses douleurs, son médecin généraliste ne l'avait pas prise au sérieux. Moi qui vivais à quatre cents kilomètres de chez elle, je m'étais beaucoup inquiétée lorsque j'étais venue en vacances, car elle n'arrivait même pas à pousser le chariot pour faire les courses. Elle n'avait pourtant que quarante ans. Elle était extrêmement fatiguée.

Depuis la région parisienne où j'habitais, je lui avais trouvé un nouveau médecin dans sa région qui a su se montrer à son écoute et lui apporter des médicaments pour soulager son quotidien. Désormais, elle peut travailler à temps partiel, chose qu'elle n'aurait jamais pu faire sans son traitement.

Toutes les femmes atteintes d'endométriose ont des parcours différents, mais j'ai lu énormément de témoignages et parlé avec beaucoup d'*endogirls* atteintes de fibromyalgie ou d'autres pathologies comme le syndrome du côlon irritable… Je savais que c'était possible, parce que j'avais moi-même reçu un double diagnostic : endométriose et syndrome des ovaires polykystiques.

39

2018 : l'année des changements

Je fus de nouveau convoquée par le médecin-conseil de la CPAM après un nouvel arrêt maladie intervenu après mon congé de maternité. Je tiens à préciser que j'avais voulu prendre un congé parental. Au début, la caisse d'allocations familiales me confirma que je pouvais en bénéficier, donc j'avais rempli un dossier administratif. Malheureusement, la réponse me revint négative, car je percevais une pension d'invalidité, je ne pouvais donc pas cumuler avec un congé parental.

J'étais très énervée, car durant toutes ces années de souffrance au cours desquelles j'avais travaillé, donc cotisé, on me refusait mes droits parce que j'étais simplement malade.

Mon médecin généraliste m'avait dit de ne pas m'inquiéter pour la convocation du médecin-conseil, compte tenu de mon état de santé. Pourtant, j'avais été terriblement stressée les jours précédant le rendez-vous.

Je tombai sur le même médecin-conseil que la première fois. J'avais de nouveau mon dossier médical avec moi, dans lequel j'avais ajouté de nouveaux comptes-rendus, le papier rempli par la kinésithérapeute de l'hôpital qui récapitulait toutes les séances de rééducation vésicosphinctérienne pour ma vessie, les ordonnances de mes traitements hormonaux, ainsi que les résultats de ma dernière IRM.

L'entretien se déroula au départ comme la première fois, mais ne se termina pas de la même façon. Le médecin me disait être conscient de mes séquelles, des suivis réguliers par différents praticiens et des lourds traitements au quotidien, mais désormais, je ne percevrais plus d'indemnités journalières par la CPAM. J'allais devoir compter uniquement sur ma pension d'invalidité.

Ce fut un coup de massue : comment allions-nous nous en sortir financièrement, avec un seul salaire et une petite pension de 300 euros par mois ?

Je répondis que je ne me voyais pas travailler avec tous les effets secondaires des traitements, cette fatigue chronique, les rendez-vous médicaux non compatibles avec le travail.

Je pleurai également, en lui disant que ce n'était pas un manque de volonté. J'aurais préféré retourner travailler plutôt que subir au quotidien la maladie.

Il resta de marbre ; sa décision était prise.

Je retournai à la voiture dans laquelle m'attendait mon grand-père maternel, tandis que ma grand-mère gardait Rose et que Jérôme était au travail.

— Comment s'est passé ton rendez-vous ? demanda mon grand-père.

— Mal… Je n'ai plus le droit d'être en arrêt maladie. Il m'a dit de reprendre un emploi.

— Mais ce n'est pas possible…

Toute ma famille était abasourdie en apprenant la nouvelle. Tout le monde savait ce que j'endurais au quotidien et personne ne comprenait comment on pouvait me laisser comme ça.

Je me sentais de nouveau abandonnée par l'État.

Quelques jours plus tard, surprise ! Je reçus un courrier m'indiquant un changement de catégorie dans le versement de ma pension d'invalidité : j'allais passer en catégorie 2. J'étais stupéfaite ! Le médecin-conseil m'avait changée de catégorie. Pourquoi ? Je ne le saurai jamais. Il considérait ainsi que je ne pouvais plus travailler pour le moment, et de fait, le montant de ma pension augmenta.

Cette année-là, mon spécialiste de l'endométriose me demanda d'arrêter les séances chez la kinésithérapeute et me proposa deux solutions : soit la prise en charge dans un centre antidouleur, car il estimait possible que mes douleurs puissent inhiber mes mictions, soit une seconde opération chirurgicale avec un confrère qu'il connaissait bien, dans une autre région, pour ôter les lésions résiduelles au niveau des racines sacrées.

Immédiatement, je refusai l'opération, pour plusieurs raisons. D'abord, ma première opération s'était soldée par des séquelles urinaires dont je ne suis toujours pas remise aujourd'hui, alors qu'adviendrait-il si une nouvelle intervention amenait d'autres séquelles ? De plus, si l'opération apportait des complications et m'obligeait à rester hospitalisée, comment ferais-je loin de ma fille ? Je ne peux pas envisager d'être loin d'elle, moi qui passe mes journées avec elle. De son côté, comment accepterait-elle la séparation d'avec sa maman, comment le vivrait-on toutes les deux ?

Enfin, j'imaginai même le pire : et s'il m'arrivait quelque chose ? Les opérations de l'endométriose sont souvent lourdes et complexes. D'ailleurs, le spécialiste dans ma région ne souhaitait pas me réopérer. Alors, forcément, la mort, j'y pensais également. Or, je ne voulais pas traumatiser ma fille comme je l'avais été par le manque de mon père.

Ma fille et moi, nous sommes fusionnelles. Pour prendre un exemple, parmi tant d'autres : quand j'ouvre les yeux en pleine nuit, Rose se réveille instantanément, alors que je suis dans mon lit et que je ne fais pas de bruit. Pourtant, nous dormons chacune dans nos chambres respectives.

Vous l'avez compris : je n'étais pas du tout prête à envisager une seconde opération chirurgicale.

Lors de cette consultation, j'en profitai pour dire au médecin que j'avais pris du poids depuis la prise de la pilule en continu. Il m'affirma que c'était l'un des effets secondaires du traitement. J'avais imaginé que la pilule en continu engendrait moins d'effets secondaires au quotidien, contrairement aux injections que l'on m'avait faites auparavant. Pas du tout ! J'avais toujours des sueurs nocturnes, une extrême fatigue, et ce traitement me faisait grossir. De plus, j'étais de plus en plus constipée, le traitement qu'il m'avait prescrit pour traiter la constipation ne fonctionnait plus.

Il me fit un toucher vaginal et me demanda si je voulais un autre enfant. Je ne l'avais pas envisagé. En repartant, tandis qu'il me serrait la main, il me confia qu'il pensait que j'avais de l'endométriose près de l'utérus. Je compris donc pourquoi il souhaitait savoir si une autre grossesse était envisagée dans les mois à venir.

Je repartis déboussolée. Je ne me sentais pas prête, dans l'immédiat, à avoir un deuxième enfant. Je restai traumatisée par ma première grossesse à très haut risque, qui nous avait terriblement angoissés jusqu'à la naissance de Rose, avec son passage en néonatologie. Cependant, la façon de me parler du spécialiste me fit penser que le temps était compté si je voulais un autre enfant. J'étais partagée, même si je ne désirais pas que Rose soit fille unique, comme je l'avais été. Je voulais pour elle qu'elle puisse partager des choses avec un frère ou une sœur.

Deux enfants... C'était toujours ce que j'avais imaginé. J'avais peur d'avoir des regrets, de ressentir le manque, un jour, d'enfant. J'imaginais tellement Rose toucher mon ventre arrondi ! Quand je la voyais prendre ses poupons tendrement dans ses bras et leur faire des câlins, je fondais.

Tout cela ne laisse pas indifférent, bien évidemment. Seulement, je me disais que si je revivais une grossesse comme celle pour Rose, avec une hospitalisation aussi longue que la première, avec autant de stress, ce serait dur pour elle. Elle était trop petite pour vivre de telles épreuves ; je ne pouvais pas les lui imposer.

Je repensais à toutes ces femmes qui étaient dans le service de grossesse à très haut risque et qui attendaient leur deuxième enfant. Toutes subissaient l'éloignement avec leurs enfants et elles en souffraient terriblement. Je me dis également que recommencer une FIV, c'était reprendre des traitements, des piqûres. Un traitement hormonal n'est pas anodin.

De plus, il faut être réaliste : l'endométriose est présente. Je risque de la subir jusqu'à la vraie ménopause, voire plus, avec, en plus, une ou des opérations probables un jour ou l'autre, la fatigue au quotidien et l'impossibilité de travailler à temps plein pour le moment.

Certes, certains diront que l'argent ne fait pas le bonheur. Chacun voit sa vie comme il le veut. Pour moi, je veux pouvoir faire des sorties avec ma fille, lui faire connaître le monde qui l'entoure, éveiller sa curiosité. Avoir plusieurs enfants avec un seul salaire est aujourd'hui très compliqué financièrement au quotidien, mais aussi pour toutes les activités en famille, car les sorties sont relativement onéreuses.

J'ai vécu seule avec ma mère. Durant mon enfance, elle avait fait de son mieux pour que je ne manque de rien. Par exemple, adolescente, je souhaitais devenir esthéticienne. Les écoles étant très chères, je n'ai pu y accéder.

Chaque personne a son histoire, je ne jugerai pas la vie des autres. Je sais seulement que je veux faire profiter ma fille de la vie, lui faire découvrir les merveilles qui existent sur cette Terre. Bien évidemment, l'argent n'est pas toujours nécessaire pour faire découvrir des choses aux enfants, mais à l'heure actuelle, il y contribue dans de nombreux domaines.

Avril 2018

J'eus une grosse frayeur. J'étais en balade avec ma grand-mère quand, en retournant à la voiture, je fus prise de violentes douleurs, comme des coups de couteau dans l'appareil génital, ovaires et utérus. Je suffoquai pendant trente minutes, comme prise de contractions. Puis la douleur disparut, comme elle était arrivée. Je revois ma fille de dix-sept mois regarder sa maman pliée en deux par la souffrance, Jérôme et ma grand-mère, totalement impuissants. La dernière fois que j'avais souffert comme cela, c'était lors des crises d'endométriose. Je repris rendez-vous avec le spécialiste au plus vite, pour vérifier si c'était l'endométriose à l'origine de mes douleurs, malgré la pilule en continu.

Septembre 2018

Depuis plusieurs mois, mon ventre était énorme, gonflé comme celui d'une femme enceinte. J'avais des crampes abdominales jour et nuit, je n'allais pas bien du tout.

Je me rendis aux urgences. Je n'arrivais plus à manger, j'avais envie de me faire vomir tellement je me sentais mal. La première personne qui me reçut fut très gentille et m'indiqua que je devais me rendre soit dans le service digestif, soit dans le service gynécologie. Son supérieur, qu'elle consulta par téléphone, lui demanda de me diriger d'abord en gynécologie pour faire une échographie abdominale et endovaginale. Cependant, en arrivant dans ce service, je fus très mal reçue. Le médecin interne me dit brutalement : « On vient de me prévenir que vous veniez pour des douleurs. Apparemment, vous auriez l'endométriose. Qu'est-ce que vous voulez que j'y fasse ? De toute façon, même si je vous faisais un examen, je n'en vois pas l'intérêt, cela ne servira à rien. »

Il ne voulait pas me faire l'échographie. Alors je fis un scandale. Je lui criai dans le couloir près de la salle d'attente où attendaient d'autres patients qu'avec ma pathologie et mes douleurs, je ne comprenais pas qu'il refuse de me faire une échographie. Je lui criai qu'en cas de problème, je le tiendrais pour responsable.

Je quittai le service en pleurs et fus rattrapée par plusieurs soignantes, qui me demandèrent ce qu'il s'était passé. Devant mes explications, elles ne surent quoi répondre.

De retour à l'accueil de l'hôpital, on m'orienta vers le service digestif où je fus très bien accueillie par un autre interne. Il était abasourdi d'apprendre que l'échographie m'avait été refusée au service gynécologique.

Il me garda plusieurs heures et me fit une radio : il n'y avait aucune occlusion, mais il me confirma que je souffrais d'une sévère constipation, comme avant ma première opération.

Le médecin regrettait de ne pouvoir me soulager : il n'y avait en effet rien d'autre à faire qu'un lavement, que j'avais déjà réalisé. Il me conseilla également de faire une IRM au plus vite pour vérifier l'endométriose.

Il s'excusa ensuite pour le mauvais accueil que j'avais reçu du service de gynécologie.

Il nota également sur mon dossier qu'étant donné mes antécédents, j'étais susceptible de faire une occlusion intestinale à tout moment, pour que je sois prise au sérieux immédiatement si j'étais amenée à revenir dans les semaines suivantes.

Malgré ces péripéties, je fis une belle rencontre en la personne d'une aide-soignante avec laquelle j'avais eu le temps d'échanger. Elle m'avait confié qu'elle connaissait bien l'endométriose, puisqu'elle en était elle-même atteinte. Je lui parlai de mon projet d'écriture, de mon parcours avec la maladie. Elle avait elle-même subi des FIV. Ce fut un bon moment de partage. D'ailleurs, nous avons gardé contact.

Je pris la décision d'arrêter la pilule en continu, je ne voulais plus prendre aucun traitement hormonal, quel qu'il soit. J'en avais assez des sueurs nocturnes, de la fatigue permanente…

Mon ventre a totalement dégonflé dans les deux jours suivant l'arrêt de ce traitement. Mon entourage était stupéfait.

40

Aujourd'hui, comment ma maladie évolue-t-elle ?

À l'heure actuelle, après avoir stoppé tous mes traitements hormonaux, je revis, je ne regrette pas ma décision, je me retrouve, tant au niveau physique que psychologique, je retrouve ma féminité comme auparavant, et forcément, quand on se sent bien dans son corps, on se sent bien dans sa tête. J'ai retrouvé mon entrain, mon énergie débordante d'idées et de projets, et j'ai retrouvé ma joie de vivre, je me sens libérée. Pour combien de temps ? Seul l'avenir me le dira.

L'endométriose est toujours présente. Pour le moment, cela reste gérable, hormis les hémorragies qui persistent, les troubles digestifs quelques jours avant mes règles et pendant, accompagnés de rectorragies. Quant aux autosondages, je dois continuer à les pratiquer, car ma vessie ne fonctionne toujours pas, ce qui me provoque des infections urinaires à répétition, malgré la prise de gélules de canneberge au quotidien.

Je ne sais pas si Rose sera atteinte d'endométriose, elle aussi. Je le redoute tellement ! J'ai si peur qu'elle subisse cette maladie. Si c'est le cas, bien évidemment, je serai là pour elle, pour l'accompagner, la soutenir, l'aider, l'épauler autant que je peux. Ma fille pourra toujours compter sur moi.

Avec l'endométriose, il est difficile de faire des prévisions. On vit au jour le jour. Lors d'une journée sans douleur, on en profite au maximum pour sortir, prendre soin de soi, voir la famille et les amis. Ce n'est pas parce qu'un jour on va bien que le lendemain sera pareil.

J'espère que d'ici quelques années, la médecine aura fait un pas de géant et trouvé une solution pour éradiquer cette maladie qui gâche la vie de millions de femmes.

41

Ma nouvelle vie de blogueuse

Comment est né « Maman et femme tout un programme » ?

J'ai commencé à suivre des blogueuses au moment de ma grossesse, jusqu'au jour où j'ai eu le déclic et que je me suis dit : pourquoi pas moi ?

Étant une femme très communicative, ouverte d'esprit et curieuse du monde qui m'entoure, j'ai tout de suite ressenti que cet univers était fait pour moi. J'ai privilégié le *blogging* au *vlogging* (vidéo blogs), car j'ai toujours aimé l'écriture.

Cette nouvelle aventure a commencé le 30 octobre 2018. Après avoir subi trois ans de traitements dus à mon endométriose et à la PMA, j'ai décidé de reprendre du temps pour moi en tant que femme, car être maman ne veut pas dire faire une croix sur sa féminité. S'accorder du temps est primordial, un moment à soi pour pouvoir décompresser, se relaxer, et tout cela sans aucune culpabilité, car après ces moments de chouchoutage, nous sommes reboostées à bloc, et forcément, quand on est épanoui, on transmet de bonnes ondes aux personnes de notre entourage.

Quel est le concept ?

Ce que je souhaite faire transparaître à travers mes articles, c'est mon authenticité mêlée à mon petit grain de folie, pas de faux-semblants, tout simplement moi, Sandy, avec mes qualités et mes défauts, les blessures et leçons du passé qui font de moi la femme que je suis aujourd'hui.

Au fil des jours, je partage avec vous des instants de vie, mes inspirations du moment, mes coups de cœur, mais aussi mes coups de gueule. Il m'arrive également de commenter certains sujets d'actualité qui me touchent particulièrement.

Je partage mes jolies découvertes et je propose également à mes abonnés de nombreux jeux-concours et codes promo.

J'en profite d'ailleurs pour remercier tous mes fidèles abonnés qui me suivent, pour certains depuis mes débuts, et tous mes partenaires pour leur confiance à mon égard.

Mes projets :

Animer un blog est une expérience tellement enrichissante qui m'épanouit au fil des jours et me permet de créer de nouveaux liens, voire de belles amitiés.

Le *blogging* est un univers exaltant à mes yeux et pour lequel j'envisage de faire mon métier, pour allier passion et vie professionnelle.

Je ne sais de quoi sera fait mon avenir, la vie est si précieuse, j'ai l'intention de saisir toutes les opportunités qui me permettront de m'accomplir en restant telle que je suis.

Rejoignez-moi sur :

Mon site Internet :
https://www.mamanetfemmetoutunprogramme.com
Ma page Facebook « Maman et femme tout un programme »
https://www.facebook.com/Mamanetfemme85/
Mon compte Instagram :
https://www.instagram.com/mamanetfemmetoutunprogramme/

III

LES MÉDECINES ALTERNATIVES : TÉMOIGNAGES DE PROFESSIONNELS

Avec l'endométriose, on entend souvent parler de médecines alternatives, comme l'acupuncture, l'ostéopathie, la sophrologie... Comment se fait-il que nous n'ayons pas d'aide financière pour y accéder, alors que nous avons une maladie incurable et aucun traitement efficace pour nous soulager ?

Les médecines alternatives peuvent apporter de nombreux bénéfices, autant aux *endogirls* qu'aux fivettes. Elles permettent en effet d'évacuer le stress, et de lutter contre les tensions et les douleurs qui rendent la vie difficile.

Cette médecine complémentaire pourrait apporter un bien-être physique et psychologique par rapport à l'endométriose, tout comme elle aiderait pendant le parcours de PMA.

Je commençai par aller voir un étiopathe. L'étiopathie se rapproche de l'ostéopathie, mais les manipulations sont différentes. Le praticien commence par vous poser de nombreuses questions pour connaître vos pathologies et comprendre les raisons de votre venue. La séance dure environ une heure. Lors de la prise de rendez-vous, l'étiopathe m'avait prévenue de ne rien prévoir le reste de la journée, car je risquais d'être fatiguée après la consultation.

Ce fut le cas, mais j'ai ressenti un profond soulagement, tant au niveau abdominal qu'au niveau dorsal, comme si l'on m'avait enlevé un poids énorme des épaules ; de plus, mon ventre s'était assoupli grâce aux différentes manipulations.

Après l'échec de ma première FIV, j'ai voulu tester l'acupuncture, car j'avais entendu que cela pouvait être efficace pour accroître la fertilité. Bien sûr, je demandai l'avis de mon spécialiste FIV, je ne voulais pas risquer la moindre interaction avec mon traitement hormonal. Je n'avais pas trop de doutes quant à sa réponse, puisque les médecines alternatives avaient été présentées lors des portes ouvertes du centre de PMA. Effectivement, il me rassura.

L'acupuncteur me reçut, il était formidable. Nous discutâmes longtemps de mon endométriose, il fit des copies de mes résultats d'IRM et il me demanda si ma vessie était atteinte. Devant cette question, je compris immédiatement qu'il connaissait l'endométriose. Quand je répondis par l'affirmative, il jura, très spontanément. Il restait confiant et m'affirma que j'allais réussir à avoir un enfant.

Quand il me posa les aiguilles, je lui fis remarquer que cela faisait un peu mal. C'étaient des zones sensibles sur lesquelles il y avait de l'endométriose.

« Ma cocotte, déclara-t-il, tu ne viens pas là pour le plaisir. Tu viens pour que ça marche ! »

Il tutoyait ses patients, c'était très agréable.

Après une heure de séance, il finissait toujours par chauffer les aiguilles pour renforcer leur efficacité.

C'est incroyable de voir à quel point je me sentais bien après chaque séance. Finalement, l'inconfort dû aux aiguilles disparaît rapidement. De toute façon, il est ressenti différemment d'une personne à l'autre et il ne faut pas avoir peur des aiguilles.

Jérôme fit également deux séances, pour renforcer l'efficacité de ses spermatozoïdes.

Il existe beaucoup d'autres médecines alternatives.

Vous trouverez dans les pages suivantes des témoignages de professionnels qui expliquent comment les médecines alternatives peuvent aider les *endogirls* et les fivettes.

42

Cure thermale pour soulager et réduire les douleurs d'endométriose

Témoignage de Sophie Theaude, directrice des Thermes de Challes-les-Eaux

Quel beau sujet que celui de Sandy ! Parler de l'endométriose où toutes ces femmes atteintes de cette pathologie vont pouvoir se retrouver.

Identifier les « maux » pour justement exprimer cette souffrance.

Lorsque Sandy nous a demandé de participer à ce projet, notre enthousiasme fut clair et surtout approprié.

L'endométriose est une maladie complexe, tant sur le plan de ses origines que de sa prise en charge. Depuis plusieurs années, cette pathologie se voit davantage documentée et expliquée, mais malgré cette reconnaissance croissante, l'endométriose tarde à être diagnostiquée.

Longtemps taboue, les femmes qui en sont atteintes revendiquent une volonté d'être plus écoutées, mieux informées et surtout, mieux accompagnées.

De très nombreux aspects de la vie des femmes sont ébranlés, impactant à terme leurs rapports sociaux, leur vie professionnelle ou encore sexuelle. Au même titre que les symptômes de l'endométriose, ses impacts ne sont pas tous vécus ou ressentis de la même façon par les femmes qui en sont atteintes. Malheureusement, dans bien des cas, l'endométriose est synonyme de douleurs physiques et de souffrance psychique.

Au-delà des thérapies médicamenteuses et chirurgicales, il existe des traitements non médicamenteux, indispensables et complémentaires, pour prendre en charge l'endométriose et atténuer la douleur. La cure thermale, avec l'orientation thérapeutique « gynécologie », en fait partie.

Depuis plusieurs années, l'établissement de Challes-les-Eaux est impliqué dans un processus d'accompagnement à la fois thermal et pluridisciplinaire

D'une part, la cure thermale, construite sur 18 jours de soins, apporte un confort et une amélioration de la vie quotidienne. Elle se veut préventive, curative ou éducative ; soulagement des douleurs, réduction de la consommation de médicaments, diminution de la fréquence et de l'intensité des crises, échange et dialogue.

Ses eaux thermales riches en soufre ont des propriétés antibactériennes, décongestionnantes, cicatrisantes et antalgiques ; elles résorbent l'inflammation et renforcent les défenses locales.

D'autre part, un programme global « endométriose », complémentaire à la cure thermale, peut être réalisé à n'importe quel stade de la maladie. Cet accompagnement spécifique prend en charge la maladie dans toutes ses dimensions : physiques, psychologiques, relationnelles et sociales.

Comme le souligne la Haute autorité de santé, les approches pluridisciplinaires doivent être privilégiées, car l'endométriose touche au corps des femmes, mais également à toutes les dimensions de leur bien-être.

Dans ce cadre, l'établissement de Challes-les-Eaux déploie toute une équipe compétente et impliquée : sophrologue, ostéopathe, atelier sage-femme, yoga du son, qi gong, Pilates et groupe de parole s'articulent autour de ce séjour.

Nous sommes pleinement conscients que tous ces moments passés auprès de nous vous redonnent courage et force, et nous sommes heureux d'être impliqués dans votre bien-être.

Sophie Theaude, directrice

43

L'ostéopathie pour soulager l'endométriose

Témoignage de Charlotte Foy, ostéopathe

Quand Sandy m'a contactée pour témoigner afin de conseiller les femmes qui souffrent d'endométriose, il m'a semblé évident de m'investir, car je suis convaincue que la douleur ne doit pas être une fatalité.

La prise en charge ostéopathique de la santé gynécologique est ma priorité professionnelle, que ce soit au cabinet avec mes patientes, ou en continuant à me former, afin de les soulager au mieux.

Je crois profondément que « celui qui détient l'information détient le pouvoir ».

Une femme informée et bien orientée peut ainsi redevenir actrice de sa santé et de son bien-être.

Le chemin vers la diminution des symptômes peut sembler long, mais une grande amélioration de la qualité de vie peut être obtenue grâce à l'ostéopathie et aux autres médecines alternatives.

Ostéopathie et endométriose

L'ostéopathie est une thérapie manuelle, dont la pratique dépend autant du patient que du praticien.

Il s'agit d'une prise en charge globale, qui repose sur le ressenti, une série de tests ostéopathiques et une réflexion intellectuelle, afin de permettre un soin personnalisé.

L'être humain utilise des thérapies manuelles depuis des milliers d'années, mais c'est le Dr Andrew Taylor Still qui est à l'origine de la première médecine ostéopathique. Dès la fin du XIXe siècle, il était arrivé à la conclusion que des forces d'autoguérison permettaient à l'être humain de lutter contre les maux et maladies. Le but principal étant de maintenir l'organisme en « état de santé », en prévenant l'apparition de lésions ostéopathiques ou le cas échéant, de les corriger.

Avant de connaître la maladie, j'ai souffert de règles très invalidantes. C'est par hasard, lors d'un cours sur les douleurs digestives, que mon professeur m'a soulagée de ces douleurs. Les effets de ce traitement ayant eu des répercussions extrêmement positives sur ma qualité de vie, j'ai découvert ma vocation en tant que future ostéopathe : je voulais, moi aussi, pouvoir soulager les femmes.

J'ai reçu en consultation ma première patiente souffrant d'endométriose quand j'étais étudiante à la clinique de l'école.

Je me souviens notamment avoir travaillé à améliorer la mobilité globale de son bassin. Elle est revenue le mois suivant, m'informant que les crises douloureuses dont elle souffrait quinze jours par mois avaient été réduites aux deux premiers jours du cycle, et qu'elle avait donc préféré annuler la chirurgie prévue deux mois après.

Le bouche-à-oreille aidant, j'ai été amenée à prendre en charge une bénévole d'Endofrance, à découvrir l'association et à rencontrer le docteur Tassy, qui me recommande depuis auprès des patientes lorsqu'il le juge bénéfique.

Depuis, je me suis spécialisée et aspire toujours à être la plus pertinente possible dans la prise en charge de cette pathologie.

Je fais mon possible pour élargir mes connaissances sur le sujet et essaie de faire le maximum de rencontres et d'échanges en participant à des lectures, des congrès, des séminaires.

Au niveau pratique, la séance commence par une anamnèse, qui précise les maux dont souffre la patiente, ainsi que leur retentissement au quotidien. S'ensuivent une observation et une série de tests.

Les informations recueillies permettront alors un traitement personnalisé, adapté au mieux à la patiente.

Les méthodes utilisées peuvent être des techniques douces ou des manipulations, en fonction de la personne et de l'effet recherché. Elles sont la plupart du temps indolores.

On recherche une modification profonde de la posture, mais aussi de la mobilité ostéoarticulaire et viscérale ; des effets secondaires (courbatures, douleurs, fatigue) liés aux adaptations du corps peuvent être ressentis pendant trois à quatre jours, voire une semaine après la séance.

À long terme, la patiente peut espérer une amélioration des symptômes de l'endométriose et un bien-être physique.

En effet, l'objectif est de lever les blocages ostéopathiques pouvant occasionner divers maux (douleurs ostéoarticulaires, gêne respiratoire, maux de tête, vertiges, nausées…)

Le mode d'action repose sur la diminution de l'inflammation liée à la maladie. Pour ce faire, nous travaillons sur plusieurs aspects : les lignes de gravité, l'équilibre des pressions internes, les viscères, la sangle abdominale et le périnée.

Le but est d'améliorer la posture, de favoriser les retours veineux et lymphatique, afin d'améliorer la sensation de congestion au niveau du petit bassin et des cuisses, et de diminuer la sensation de pesanteur pelvienne.

La pathologie inflammatoire devient également mécanique par la formation d'adhérences, de lésions endométriosiques ou d'éventuelles cicatrices.

Nous travaillerons sur les systèmes articulaire, musculosquelettique et digestif pour libérer diverses tensions et souffrances ressenties par la patiente.

L'inflammation périphérique (viscérale, gynécologique, par exemple) favorise l'inflammation chronique et entraîne des modifications de la matière grise (système nerveux central) qui sont responsables de douleurs aberrantes et spontanées : ce sont les sensibilisations centrale et régionale.

On observe également un déséquilibre moléculaire chez les femmes atteintes d'endométriose. Celui-ci se présente par une augmentation des molécules prooxydatives et une diminution des facteurs antioxydants. Le stress oxydatif étant pourvoyeur d'inflammation, il est nécessaire de le limiter au maximum.

Étant conscient de ça, la consultation ne peut se limiter aux manipulations, elle s'accompagne donc de conseils hygiénodiététiques (sport, alimentation, rythme et habitudes de vie) adaptés à chacune et d'un travail pluridisciplinaire.

L'aspect polyforme de la maladie fait que le soulagement ou la diminution des symptômes, ainsi que la pérennité du traitement seront spécifiques à chacune. On peut cependant espérer une amélioration de la qualité de vie ainsi que du confort en deux ou trois séances. Ensuite, un suivi trimestriel ou bisannuel sera souvent bénéfique.

Le prix d'une séance d'ostéopathie varie en fonction du praticien et des régions (de 50 à 90 €). De nombreuses mutuelles prennent désormais en charge une partie, voire la totalité de la séance.

L'ostéopathie et la PMA

L'ostéopathie, s'intéressant au petit bassin et aux organes qu'il contient, peut aider une femme en situation d'infertilité lorsqu'il n'y a pas d'anomalie médicale ou biologique. Le but est de diminuer les blocages ostéopathiques afin d'améliorer la qualité du périnée et de travailler sur l'environnement osseux de l'utérus : la symphyse pubienne, le sacrum.

Les manipulations auront pour but de travailler sur la mécanique du petit bassin pour optimiser sa vascularisation et les retours veineux et lymphatique.

Le traitement ostéopathique reste bien évidemment global et s'intéressera également ainsi à la posture, l'équilibre des pressions abdominales, les tensions musculaires, la qualité de la respiration et la mobilité du diaphragme.

Ostéopathie et suivi de grossesse

Une femme sans contre-indication médicale pourra être amenée à consulter un ostéopathe afin d'être soulagée des maux causés par l'évolution de l'utérus, qui implique une modification de la posture, des courbures rachidiennes, des tensions musculaires et ligamentaires.

Les plaintes peuvent donc aller de la lombalgie à la sciatalgie, en passant par des maux de tête, vertiges, douleurs rachidiennes, troubles de la circulation ou de la digestion, mais aussi un essoufflement excessif, ou encore des tensions douloureuses du ventre, de contractions ligamentaires au changement de position.

L'ostéopathe fera de son mieux pour optimiser le « nid » de bébé, harmoniser les différentes structures ostéoarticulaires et améliorer le confort de la maman.

Charlotte Foy, ostéopathe

44

Témoignage d'Arlette Debon – Sophrologue thérapeute

La sophrologie propose un ensemble de techniques destinées à mobiliser les capacités individuelles qui existent dans tout être humain.

Par des exercices de relaxation dynamique et des exercices spécifiques, elle permet de prendre conscience de nos sensations, de nos émotions, de nos ressources et de nos qualités.

Elle a pour but de dynamiser de façon positive les qualités et les ressources, et de donner de meilleures possibilités d'adaptation aux nouvelles conditions rencontrées par la personne. C'est un soin psychocorporel.

Les cures « Gynéco & Endométriose » ont pour objectif de diminuer le ressenti de la douleur, d'améliorer la détente musculaire et de prendre la bonne distance émotionnelle.

Les outils utilisés sont :

- exercices respiratoires de pleine conscience (respiration diaphragmatique) ;
- attitudes de yoga/qi gong/zen ;
- tension/détente (Jacobson) ;

- travail du périnée ;
- schéma corporel ;
- visualisation (images positives) ;
- hypnose ericksonienne ;
- PNL ;
- acupuncture digitale.

Note : les outils ci-dessus sont modulés et adaptés pour tenir compte de la spécificité de la cure proposée, afin d'apporter un accompagnement thérapeutique plus efficace.

Arlette Debon, sophrologue thérapeute

Remerciements

Tout d'abord, je remercie ma fille Rose, mon bébé miracle, l'amour de ma vie qui me comble de bonheur au quotidien.

Merci à Jérôme de m'avoir laissée travailler à mon rythme, tout en acceptant que je sois moins disponible.

Merci infiniment aux professionnels : docteur Tassy, docteur Besse, Fabien Piasco, Sophie Theaude, Charlotte Foy et Arlette Debon, merci d'avoir accepté de participer à mon livre, merci pour votre investissement et votre bienveillance.

Un grand merci à tous ceux qui ont cru en moi et m'ont aidée à concrétiser mon projet d'écriture en participant à ma cagnotte solidaire Leetchi et en m'encourageant à publier ce livre, famille, amis, connaissances, anonymes, *endogirls*, fivettes, praticiens…

En particulier monsieur Stéphane B. pour sa participation si généreuse pour donner vie à ce livre.

- Laetitia Pigrée
- Rabaud Danielle
- Marie-Lou Lesquelin
- Papi et mamie Rambaud
- Maman

- Claudie Fillon
- Frédo Gauducheau
- Mathilde Rambaud
- Jean-Charles Rager
- Marie Raimondeau
- Caroline Gallix
- Myriam Boucher
- Christelle Bonsergent
- Marj Malo
- Auréline Poignant
- Charlotte Bergonzo
- Hélène Sirot
- Antoine Rager
- Nadine Clabaut
- Virginie Desmarchelier
- Céline Guiseppi
- Christelle Larnaud
- Kareen Laurent
- Lucie Vand
- Joëlle Danglade
- Popo Blanchard
- Delphine Keppens
- Émeline Mim
- Emmanuelle Devors
- Nathalie Bouillet
- Élodie Lefèvre
- Virginie Tenailleau
- Amandine Cmt
- Noémie Rosiak

- Rachel Boulé-Bellail
- Aurélie Sachot
- Mélanie Olivier
- Nawel Bentoumi
- Laetitia Audoux

Sans oublier toutes les personnes anonymes.

Merci infiniment aux journalistes de *Ouest France Pays de la Loire* et à ceux du *Journal du Pays yonnais* qui ont permis, avec leurs articles et leurs partages sur les réseaux sociaux, de faire connaître davantage mon projet, mais aussi l'endométriose.

Merci à la chaîne TV Vendée, et tout particulièrement à l'animatrice Adèle, qui m'a invitée à participer à *La Grande Émission* pour raconter mon parcours et faire connaître mon projet d'écriture.

Je remercie toutes les personnes, y compris les praticiens, qui m'ont soutenue dans mon projet en en parlant à leurs patients, en le partageant sur les réseaux sociaux et qui m'ont fait parvenir de gentils messages d'encouragement.

Je remercie ma maman pour son témoignage et son oreille attentive au moment de relire mon livre.

Je remercie également mes amies pour leur soutien et leur encouragement.

Merci également à toutes les *endogirls* et fivettes qui m'ont soutenue tout au long de mon parcours et de mon projet.

Un grand merci à Delphine Guillou pour sa bienveillance, son soutien et ses précieux conseils.

Postface

Ma fille Sandy a eu ses premières règles à l'âge de dix ans. D'aussi loin que je me souvienne, je l'ai toujours vue souffrir pendant cette période, qui durait au moins deux semaines. J'en ai d'abord parlé à mon médecin généraliste qui m'a répondu que c'était normal.

Par la suite, elle a consulté plusieurs gynécologues qui lui ont tous donné la même réponse : certaines femmes souffrent plus que d'autres. On lui a prescrit la pilule, mais rien n'a changé pour elle.

Je faisais confiance aux médecins, même si je ne trouvais pas « normal » de saigner au point qu'il fallait changer les draps en pleine nuit, malgré des protections adaptées. Ce n'était pas « normal » non plus que ses hémorragies durent deux longues semaines. Ni de souffrir au point de ne plus pouvoir marcher, de ne plus pouvoir manger.

Et pourtant, Sandy a toujours été une fille courageuse, ce n'était pas une enfant qui se plaignait, bien au contraire !

Je me souviens d'un jour où, alors qu'elle s'apprêtait à partir au lycée, elle a été prise de douleurs violentes avec des vertiges. Elle avait le teint livide. Elle est restée couchée toute la journée et j'ai dû partir travailler avec beaucoup d'inquiétude…

Une autre fois, un médecin lui avait prescrit des anti-inflammatoires tellement puissants qu'elle a fait une grosse allergie, ses lèvres ont triplé de volume et l'intérieur de sa bouche était tout brûlé…

Je me sentais tellement démunie quand je voyais ma fille endurer cette souffrance ; j'avais beau en parler aux médecins et autour de moi, je n'avais pas de réponse. Jusqu'au jour où, des années plus tard, Sandy m'a annoncé qu'elle était atteinte d'endométriose. Sur le moment, je me suis dit : « Enfin ! On sait ! » J'étais loin de penser à ce qu'elle allait endurer par la suite : l'opération, les traitements lourds avec les effets secondaires, et les séquelles de l'opération.

J'ai réalisé la gravité de la maladie lorsque j'ai rendu visite à ma fille à l'hôpital de Nantes, après son opération. Elle était si faible ! On lui avait dit qu'elle serait beaucoup mieux après la chirurgie, mais malheureusement, ça ne s'est pas passé comme ça, elle a dû apprendre à s'autosonder pour uriner…

Il est difficile de croire, après cela, que cette maladie soit si peu connue. Il y a de nombreuses femmes, comme ma fille, qui se battent chaque jour contre cette maladie.

Depuis que Sandy est passée dans *La Grande Émission,* sur TV Vendée, pour parler de sa maladie et de son projet d'écriture, certaines personnes de la famille m'ont dit être surprises de ne pas avoir su ce que Sandy endurait depuis toutes ces années. En effet, ce n'est pas une maladie dont on parle facilement, car elle touche directement l'intimité de la femme. Certains sont mal à l'aise quand on aborde ce sujet.

Aujourd'hui, je suis fière de tout ce que fait Sandy pour que cette maladie sorte de l'ombre.

Je la félicite pour le courage et la volonté dont elle fait preuve depuis toutes ces années.

Ainsi, lorsque Sandy m'a fait part de son projet d'écriture, je l'ai tout de suite encouragée, sachant qu'elle avait toujours été douée dans cette discipline.

Un projet n'attendant pas l'autre, elle développe son activité de blogueuse en parallèle avec beaucoup d'énergie et de professionnalisme, comme tout ce qu'elle fait.

Elle s'épanouit pleinement dans cette activité et je souhaite de tout cœur que son travail paie, car elle le mérite tant.

Bravo, ma fille chérie pour ton combat, ne lâche rien !

Ta maman qui t'aime.

La maman de Sandy

Achevé d'imprimer en juillet 2021
sur les presses de la Nouvelle Imprimerie Laballery
58500 Clamecy
Numéro d'impression : 107297

Imprimé en France

La Nouvelle Imprimerie Laballery est titulaire de la marque Imprim'Vert®